ちくま新書

内部被曝の脅威

——原爆から劣化ウラン弾まで

541

肥田舜太郎
Hida Shuntaro
鎌仲ひとみ
Kamanaka Hitomi

内部被曝の脅威

【目次】

第1章 世界に拡がる被ばくの脅威 007
1 被ばくの論点
2 イラクの被ばく者たち
第2章 爆心地からもういちど考える 025
1 爆心地の風景
2 内部被曝で死んでゆく人々
3 被ばく者特有の症状とは何か

第3章　内部被曝のメカニズム　071
1　放射線の基礎知識
2　内部被曝の危険について
3　内部被曝の症状

第4章　被ばくは私たちに何をもたらすか　117
1　アメリカの被ばく者たち
2　劣化ウラン弾は何をもたらすか

第5章　被ばく体験を受け継ぐ　169

執筆担当

第1章……鎌仲ひとみ
第2章……肥田舜太郎
第3章……肥田舜太郎
第4章……鎌仲ひとみ

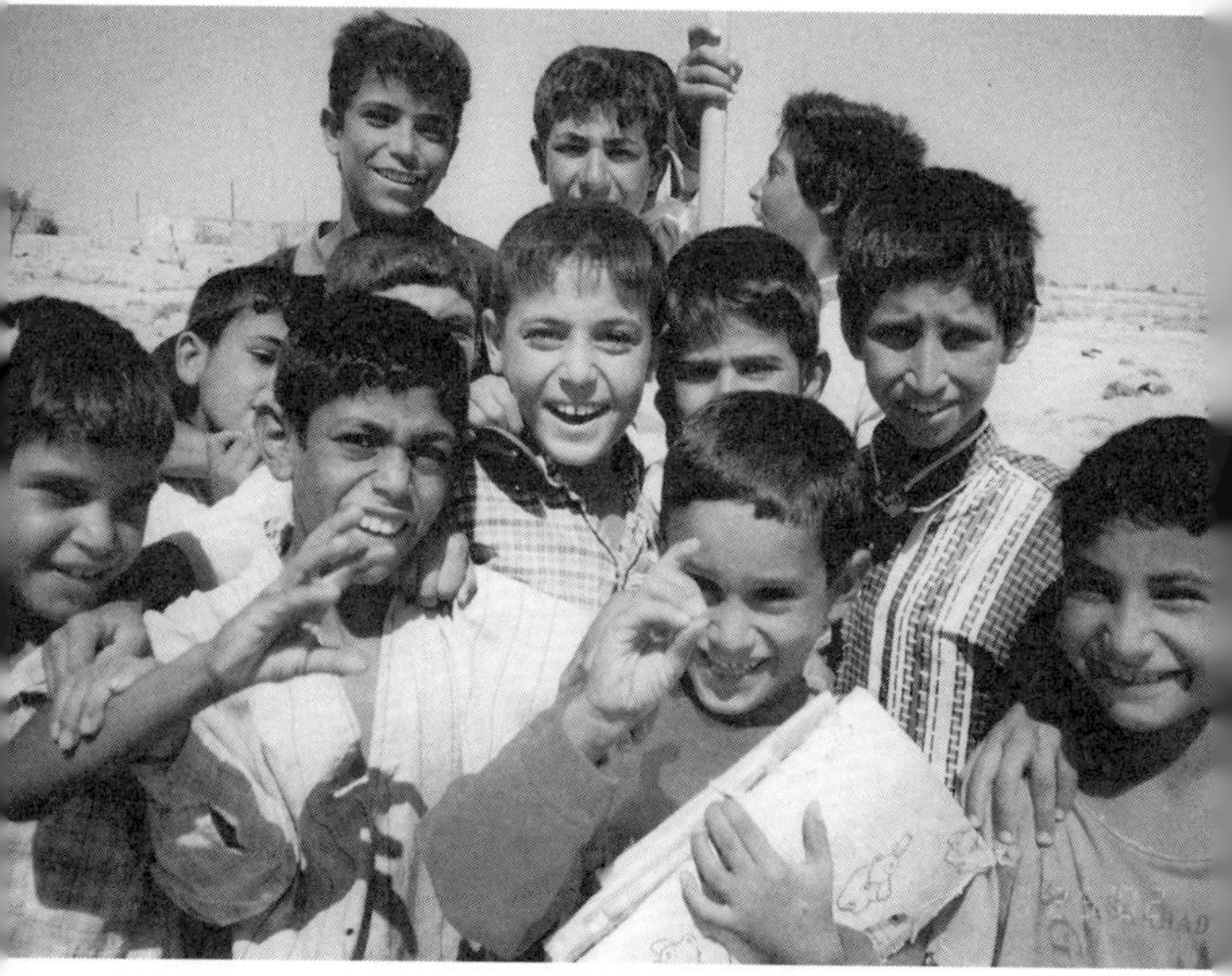

第1章
世界に拡がる被ばくの脅威

イラクの子供たち（写真提供：グループ現代、映画「ヒバクシャ」より）

1　被ばくの論点

†全人類が被ばく者になる?

「被ばく者」という言葉を聞いて、あなたは何を想起するだろうか。多くの人が思い浮かべるのは、「広島・長崎」や六十年前の戦争のことだろう。人々の記憶のなかで「被ばく者」は遠い過去に追いやられ、被ばく者の体験も風化する一方だ。

私たちは唯一の被ばく国といわれる日本に住んでいながら、放射線や放射能が人間にどのような影響を及ぼすのか、実は教えられてもいなければ理解してもいない。放射線とはいったい何なのか、試しに周りの人々に聞いてみるといい。おそらく、正確に説明できる人はほとんどいないだろう。そして、皆、自分と被ばく者は関係ないと思っている。このようなお寒い状況が現実だろう。

では、なぜその「被ばく」をいま問うのか。

二〇〇五年現在、新聞紙上に「核」という言葉をみかけない日はない。これほど馴染み深い言葉でありながら、「核」に関して何を知っているかを自らに問うとき、自身の無知を思い知らされて愕然とする。おめでたいことに私たちは、核兵器（原子力爆弾）が投下されてはじめて被ばく者という存在が生まれるという神話を、いまだ信じて疑わないからだ。

このような状況とはうらはらに、たとえ原爆は使用されなくとも、無数の被ばく者を日々新たにこの世界に生み出す現実が進行している。すでに私たち一人一人が被ばく者になっているかもしれないのだ。私たち自身の被ばくに関する無知や無関心を今こそ問い直す時ではないだろうか。

†内部被曝と体外被爆

まず、被ばくに関するもっとも基本的な知識について、簡単に説明しよう（詳細な説明は第3章を参照）。放射線をからだの外から浴びる被ばくは「体外被爆」。放射線を出す放射性物質を体内に取り込み、からだの内側から放射線を浴びる被ばくは「内部被曝」。そう、二つの被ばくが存在する。そして現在進行形で増えているのが後者の内部被曝による被ばく者だ。

多種多様な形で内部被曝した信じがたいほど多くの被ばく者が世界中に存在する。この問題を考えるときには、問題の所在を過去にではなく現在にもとめる意識が大切になる。内部被曝についての事実を知ったなら、私たち全人類が「被ばく者」になる可能性を簡単に理解することができるはずだ。

†「被ばく」の安全基準

内部被曝の人体に与える影響がはっきりと分かっていたら、原爆も、核弾頭の製造競争が繰り広げられた東西冷戦も、そして平和利用といわれている原子力発電も存在しなかったかもしれない。それほど、「内部被曝」に関する情報は重要なのだ。

にもかかわらず、その真実はいまだに明らかにされないまま隠され続けている。それはなぜなのだろうか。実は、この背後には、巨大な意思の力が作用しているのだ。

国際放射線防護委員会（ＩＣＲＰ）は放射線に関する世界的権威である。ＩＣＲＰは長い間、微量の放射性物質による内部被ばくを過小評価してきた。この考え方の根本にあるのは「放射線防護の主たる目的は、放射線被ばくを生ずる有益な行為を不当に制限することなく、人に対する適切な防護基準を作成することである」。すべての被ばくは可能な限り低く保つべきであるという助言が注目されてはいたが、意識的に適用されることはまれであった。その後、全ての被ばくは〝経済的、社会的要因を考慮に入れて合理的に達成で

きるかぎり低く〟保つという欲求がいっそう強く強調されるようになった。(1)

このことの意味は「放射線は人体に危険を与える潜在的な可能性のあるものであるが、一方で人類にとって必要不可欠な存在であるから社会が容認できるような被害にとどめるための安全な基準を設定しよう」というものだ。人や社会が容認できる「被ばく」の限度、すなわち「現在の知識に照らして身体的または遺伝的障害の起こる確率が無視できる」線量を超えないような線量限度を勧告している。これがICRP勧告と呼ばれているものだ。世界の国々はこの勧告を尊重しつつ自国の実情に合わせて「被ばく線量限度——これだけ以上浴びてはいけないとされる被ばく量」を設定している。この被ばくの安全基準に長く内部被ばくは言及されても考慮されてはこなかった。

日本ではICRP勧告を受けて、市民が一年間に浴びても健康上の問題はないとされる放射線の被ばく量を、年間一ミリシーベルト（人間が受けた放射線の影響の程度を表す単位。日本では五ミリシーベルトで屋内待避が勧告される。放射線の単位については七八—八〇頁を参照のこと）と設定している。この一ミリシーベルトという被ばく量は、これだけ浴びたからといって必ず影響がでるということではなく、これ以下に抑えたほうが安全であるという予防的な数値であるとしている。加えてICRPは、微量な放射線の影響が学問的にまだ明確でないことをふまえたうえで、慎重な考え方をとることを表明している。

問われているのはこのことだ。つまり、ICRPは「しきい値（放射線影響の安全と危険の境界の値。詳しくは一〇一―一〇五頁参照）はない」としながら許容限度を設定していること、そして、メカニズムの違う内部被曝を外部被爆と同等に扱い内部被曝の脅威を正当に評価しないこと、この二つの矛盾がずっと横行し続けているのだ。

国際的な権威であるICRPが規定する放射線量に対して、歴史上、少なくない数の科学者が異議を唱えてきた。これらの科学者たちは、より微量の放射線でも人間は影響を受けると主張している。しかし、どれも科学的データが不足しているとされ、研究が引き続き必要という言い回しで学会では事実上否定されてきた。十年ごとに改定されるICRPの勧告は二〇〇五年に最新のものとなるが、ドラフトをみる限りでは内部被曝に関しては大きな変化は依然として何もないようだ。

2 イラクの被ばく者たち

†湾岸戦争七年後のイラク

私自身が「被ばく」に興味を持ったのは、イラクに関するドキュメンタリー番組をNHKで作ったことに端を発している。

一九九八年、ある女性がイラクに抗癌剤を運んでいるという話に興味を持って報告会に足を運んだ。

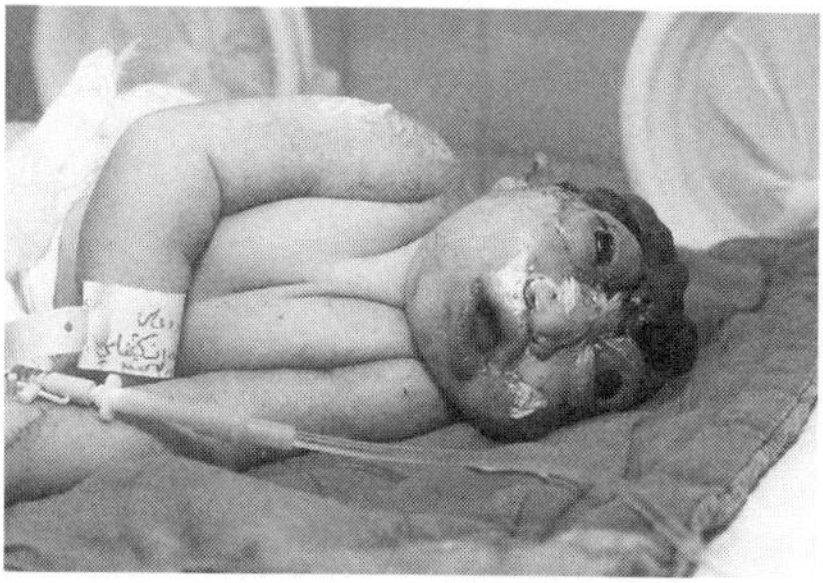

イラクで生まれた無脳症の子供

(写真提供：森住卓)

「アラブの子どもとなかよくする会」の伊藤政子氏はイラクの子供たちの写真を見せながら、イラクで白血病や癌の子供が増えていること、経済制裁で薬が全く不足していることを話してくれた。そのなかには、見たこともないような悲惨な障害を持って生まれ、すぐに亡くなったおびただしい数の赤ちゃんの死体写真も含まれていた。

九〇年代以降、「湾岸戦争症候群」という言葉は巷で少しは知られていた。一九九一年の湾岸戦争に従軍したアメリカ兵などが帰国して様々な奇妙な病気にかかっているというのだ。その原因として以下の三つが考えられていた。

①化学兵器防御のために飲んだ薬の副作用

② イラク軍が使った化学兵器の影響
③ 劣化ウラン弾の影響

あるいは、それらの複合的な影響という説もあり、湾岸戦争症候群の病因を特定する定説はまだなかった。湾岸戦争症候群に関するテレビ番組を観ながら、「アメリカ兵に影響が出ているのなら、イラク人にも同じ影響があるのではないか」と、いぶかしんだ。伊藤氏の話を聞き、私はぜひイラクに行って、いったい本当はどうなっているのかを知りたいと思った。湾岸戦争症候群が劣化ウラン弾の影響ならばイラク人の被害のほうがひどいはずなのに、アメリカ兵のケースしか報道しないのはアンバランスだからだ。また、イラクの普通の人々の生活があまりにも知らされていないことを正直、不満にも思っていた。「誰も行かないのなら、私が行こう」、そう考えて私はイラクを訪れることを決心した。

†経済制裁で見殺しにされるイラクの子供たち

一九九八年十一月、はじめてイラクに入国した。同行した伊藤氏といっしょにマンスール小児病院へ行った。白血病病棟には三十人ぐらいの子供たちが入院していた。イラクはもともと中東で最も医療レベルが高い国だった。サダム・フセインは石油産業を国営化し、その利益で全国に病院を建て、医師たちは欧米で教育を受けていた。

医学大学のレベルも高く、つぎつぎと若手の医師が育っていた。イスラム的社会主義を標榜したサダムは全ての国民に無償で医療サービスを提供していたが、湾岸戦争でライフラインが破壊され、継続された経済制裁で再建ができないままに多くの施設が放置されていた。

病院は慢性の薬不足が続いていて単純な消毒薬にも事欠くありさまだった。優秀で熱意ある医師たちも、薬がなくてはどうしようもない。手術室やあらゆる場所で医療機器が老朽化し、交換部品がないために使えない状態で放置されていた。

白血病や癌のような重篤な病気だけでなく、単に風邪をひいても命取りになるような状況に陥っており、盲腸の手術すらも満足にできない。湾岸戦争以降、子供たちは再建されない浄水場から送られてくる水を飲み、下痢をして腸チフスが流行した。世界保健機構（WHO）の報告によれば、経済制裁が直接の原因で、十五歳以下の子供がなんと六十万人も死んだという。国連は、水の消毒薬や抗癌剤が大量破壊兵器の材料になるとして、イラクへの輸出を制限していた。

すでにイラクでの小児白血病の発症率は湾岸戦争前の四倍になっていた。患者が増えても薬がない。白血病病棟では毎日のように子供たちが亡くなる。いったん病態が悪化すると加速度的に悪くなり、本当にあっという間に子供は死ぬ。「死の病棟」と呼ばれているという。付き添いの家族が、「ここから元気に治って出て行った子供を見たことがない。皆、死んで出てゆくのだ」とつぶやいていた。

†犠牲者は子供ばかり

五、六歳の子供が多いこの病棟で十四歳のラシャに出会った。大人びた顔をして、愛想よく笑いかけてくるこの少女と仲良くなった。イラクの南部にある第二の都市バスラから治療にやってきたという。父親はイラン・イラク戦争で亡くなって、母親が一人で育て、看病している。伊藤氏が持参したクレヨンでラシャはイラクの北の町を描いた。

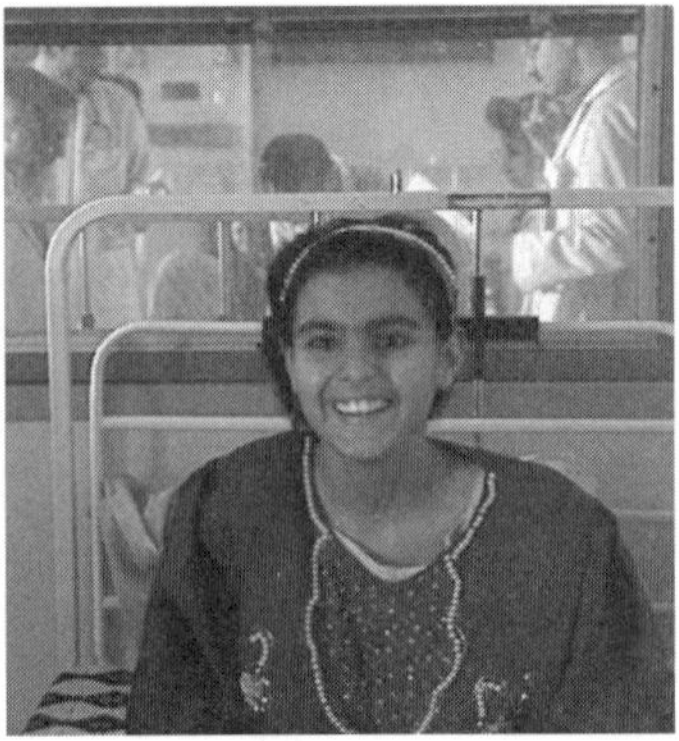

ラシャ
(写真提供:グループ現代、映画「ヒバクシャ」より)

夕日が明るい緑の山に沈む、小さな家と庭がある絵だった。どうして自分の住んでいる町ではなく、行ったこともない北の町を描いたのか。ただ北の町が描きたかったからと彼女は答えたけれど、バスラは湾岸戦争の戦場となった地域であり、北部は比較的平和だった。

無意識にラシャは戦争のことを思い出したくないのかもしれない、と私は思った。ラシャの二年間の治療は不完全なものだった。白血病の治療は最低二年間、抗癌剤の投与を継続しなければならない。途中で中断すると治療はもとの木阿弥となってしまう。親たちは家財道具を売り払い、ブラックマーケットに行ってとんでもなく高額な抗癌剤を買ってくる。それを続けて力尽きた時、子供は死ぬし、一家の生活も破綻している。白血病や癌の子供を抱えた家族のお定まりのコースだ。ラシャの母親に売るものは残されていなかった。

治療されずに亡くなる子供たちの最期は本当に形容のしようがない。病棟には親たちの悲しみ、怒り、絶望が渦巻いていた。そして子供たちはいったい自分に何が起きたんだろうと不思議そうな顔をして、黙って死んでいった。

ラシャの容態が変わったのは出会って一週間もしない頃だった。喉に感染症ができて大きく腫れ上がっていた。鼻血が出はじめた。母親がちょっと油断した隙に、抗生物質が薬局からなくなっていたのだ。医師たちが駆けつけてきても治療に欠かせない輸血用の血液もなかった。生理食塩水にカリウムを入れたものをラシャに投与するのが医師たちにできる精一杯のことだった。「何も感じない」と言いながらラシャは亡くなった。

†劣化ウラン弾が被ばくの元凶

イラクとクウェートの国境地帯は、かつて最も激しく戦闘が行われた地域である。その

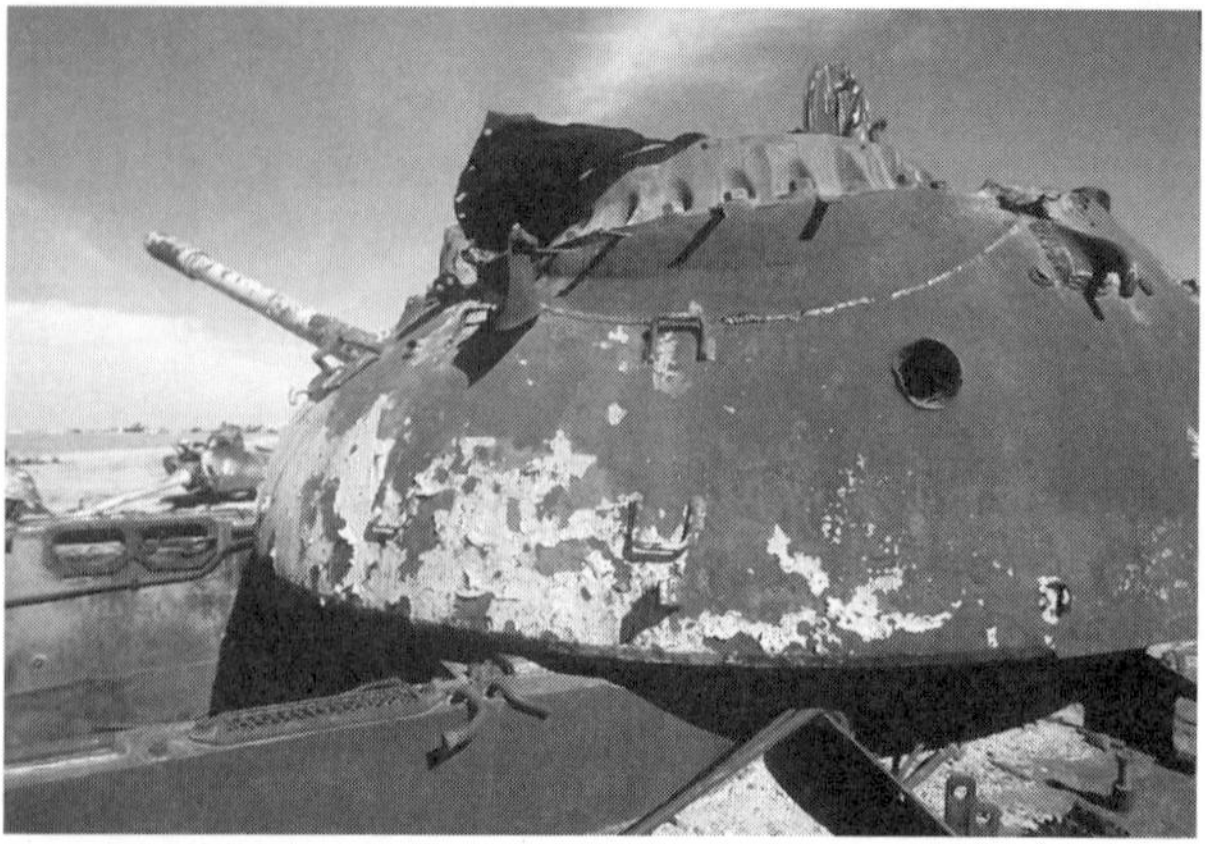

戦車にのこされた劣化ウラン弾の弾痕

（写真提供：森住卓）

場所が戦後、非武装地帯となって国連とイラク軍の監視下におかれていた。この地に、私はイラク軍の許可を得て足を運んだ。埋蔵量が最も豊かなズベイラ油田がある。あらゆる石油施設は破壊され、長くのびる油送パイプには銃弾の痕が数多く残り、油田は湾岸戦争以後ずっとごうごうと火をあげて燃えさかっていた。

湾岸戦争時、米軍はここでクウェートから撤退するイラクの戦車隊を劣化ウラン弾で壊滅させた。その戦車や車両が数十台も集められている。装甲にはまるで柔らかい豆腐に指をつっこんだような穴が開いている。劣化ウラン弾の弾痕の特徴だ。劣化ウラン弾は目的物にぶつかった衝撃で三〇〇〇～四〇〇〇度という高い熱を出す。その熱でぶ厚い戦車の装甲を貫通して、内部で爆発を起こすように設計されている。もともと戦車や地下にある基地などを破壊するために開発された。この兵器でイラク軍の戦車部隊はあっという間に壊滅したといわれている。

ガンマ（線）放射線計測器で穴の周囲の汚染状況を計測すると、針が少し上向きに振れ、地上に転がっていた三〇ミリ弾を測ると、一段と高い音を出して針は通常のおよそ百倍の値、三・五〇マイクロシーベルト／時（他の場所では〇・〇三マイクロシーベルト／時）を指した。放射線を出している――。それだけで恐怖を感じた。確かに放射性物質である。しかし、このことと、湾岸戦争後に生まれた子供や数十キロも離れた場所に住む子供が病気になることとの関係が私には分からなかった。子供たちが死ななければならない理由は、十分な薬や適切な医療がないからだと考えていた。

†被ばくするイラクの子供たち

日本に帰った私は、「戦禍にみまわれた子供たち――湾岸戦争八年後のイラク」と題したドキュメンタリー番組をＮＨＫで放送した。この作品は経済制裁の非人道性に焦点をあてた内容になった。もちろん、劣化ウラン弾が病気の原因になっている可能性も示唆したが、当時はまだ劣化ウラン弾に関する情報は少なかったため中途半端なものだった。

日本に帰ってからの私は、こうしている今もイラクでは子供たちが死に続けている、その事実が喉元に突きつけられているように感じていた。私が達したとりあえずの結論は、素人が薬を時々運ぶだけではなく、専門家によるもっと高度な医療支援を行うことであった。そこで、ある医師に会いにいった。その医師こそが、自身も被ばく者であるという、肥田舜太郎医師であった。

イラクで起きていることを説明すると、肥田医師は、

「イラクの子供たちに起きているのは被ばくだ。劣化ウラン弾の微粒子がからだの中で放射線を放出し、細胞の遺伝子を傷つけている。それは「いつかおまえを殺す」という徴《しるし》で今の医学では治すことはできない」

と言った。私は一瞬、耳を疑った。ではイラクの子供たちは被ばく者なのか、と。原爆が落ちなくても被ばく者は生まれるのか。劣化ウラン弾の被害者、即ち被ばく者という発想は当時の私には全くなかった。

続いて肥田医師は体外被爆と内部被曝の違いについて教えてくれた。からだの外から放射線を浴びる体外被爆、からだの中に入った放射性物質による内部被曝。その内部被曝の本質が細胞のDNAを傷つけることだというのだ。その内部被曝の本質に衝撃を受けた。これからもイラクの子供たちは死に続けるだけだと宣告されたような気持ちだったからだ。

†「被ばく者」のイメージ

肥田医師によって被ばくの本質を教えてもらった私は、今度は肥田医師の患者、すなわち日本の被ばく者の方々の話を聞くことにした。現在、生存している日本の被ばく者の数は三十万人足らず、平均年齢はおよそ七十歳。被ばく体験を聞くと、ほとんどが子供の時に被ばくしていることが分かってきた。つまり、平均年齢十歳の時に原爆に遭っている。彼らのほとんどがケロイドや目立った外傷もない、残留放射能によって内部被曝した人々だった。

被ばく者の方たちが生きてきた六十年の歳月は、体内に取り込んだ放射性物質との闘いであることが私にも分かってきた時、イラクの子供たちと日本の高齢化した被ばく者の姿が重なった。広島・長崎の被ばく者とイラクの被ばく者とが一直線につながり、被ばくの本質が私の中ではっきりとしたイメージとなって立ち上がった。

つまり、現在進行形で内部被曝し続けているイラクの子供たちと、六十年前のかつての子供に起きた事態は同じなのだということが見えてきた。世界中に被ばく者が存在するのであれば、あらゆる放射線の犠牲者を「ヒバクシャ」と呼び、新しい被ばくの形を人々に伝えようと、映画『ヒバクシャ——世界の終わりに』を作った。

†「ヒロシマ」と現代の位相

原爆の核分裂反応が引き起こした凄まじいエネルギーによって、放出された強力な放射線、摂氏一万度に達した熱、そして想像を絶する爆風がもたらした被害が被ばくのイメージにつきものだ。しかし、それが終わった時、第二の被ばくが既にはじまっていた。

肥田医師はまさしくその両方を体験し、凄まじい「見える被ばく」ではなく、「見えない被ばく」、すなわち内部被曝に問題の本質を察知し、六十年にわたってそのことを訴え続けてきた人である。

現代の被ばく問題は六十年前の原爆と直接的に結びついている。その関連をはっきりと理解するためには、自らも被ばく者としての経験を持ち、長年にわたって被ばく者の臨床を続けてこられた肥田氏の教えに耳を傾けるのが一番である。

そうすることによって、私たちは微量の放射性物質による内部被曝について知ることができる。内部被曝のイメージを、これまでの原爆のイメージと同等に立ち上がらせることなくして、いま世界に拡がる被ばくの脅威を本当の意味で理解することはできない。このイメージを個々の人々がどれだけリアルに獲得できるかが、被ばくの脅威を理解するカギであろう。本書の狙いはまさにこの点にある。

広島への原爆投下から六十年を経て、劣化ウラン弾が使用されている。このことは、放射能の脅威が無差別にあらゆる市民にまで及んだことを示しており、人類の未来を考える上で非常に重要な事件だといえる。通常兵器として放射能汚染をもたらす兵器が使われはじめて、すでに十四年になろうとしている。イラク、アフガニスタン、ボスニア、コソボで使用され、この新型兵器の保有国は二十カ国を越えてしまった。放射能汚染に国境はない。放射性物質が環境に溶け込んで拡散し続けていく状況が新たに生み出されている。

内部被曝の真実を知るなら、原子力産業そのものもまた汚染の源泉のひとつとして数えることができる。ウランを掘り出したその瞬間から放射能汚染は労働者の体内に及び、濃縮されたウランを原子力発電所で燃やせば、微量の放射性物質が日常的に排出され、その濃縮ウランを作る過程で大量に排出される劣化ウランから劣化ウラン弾は製造されているからだ。

核兵器は、アメリカの喧伝によってその破壊力のみが強調された結果、核拡散防止条約も形骸化して、複数の国々が新たに核の保有を目論んでいる。世界はいまだ、現代の被ばくの脅威を知らないのだ。だからこそ、大気圏核実験は繰り返され、チェルノブイリで事故が起こり、劣化ウラン弾による脅威で世界は覆われてしまった。

そして近年、この微量の放射性物質による内部被曝を巡る論争がとみに活発になってきている。被ばくは、現代に生きる私たち全てと未来の全ての人々にとってきわめて切実な問題となっているのだ。肥田舜太郎医師は、生涯をかけて被ばくのもうひとつの真実を追究し、その危険を訴え続けてきた。肥田医師の被ばく体験、それにつながる長年の被ばく者医療、内部被曝に関する研究はいまだ誰も言及していない本質的な問題提起をはらんでいる。彼の語る「六十年前に被ばくした子供たちの物語」がイラクで病む子供たちの物語と重なって現代によみがえってくる。

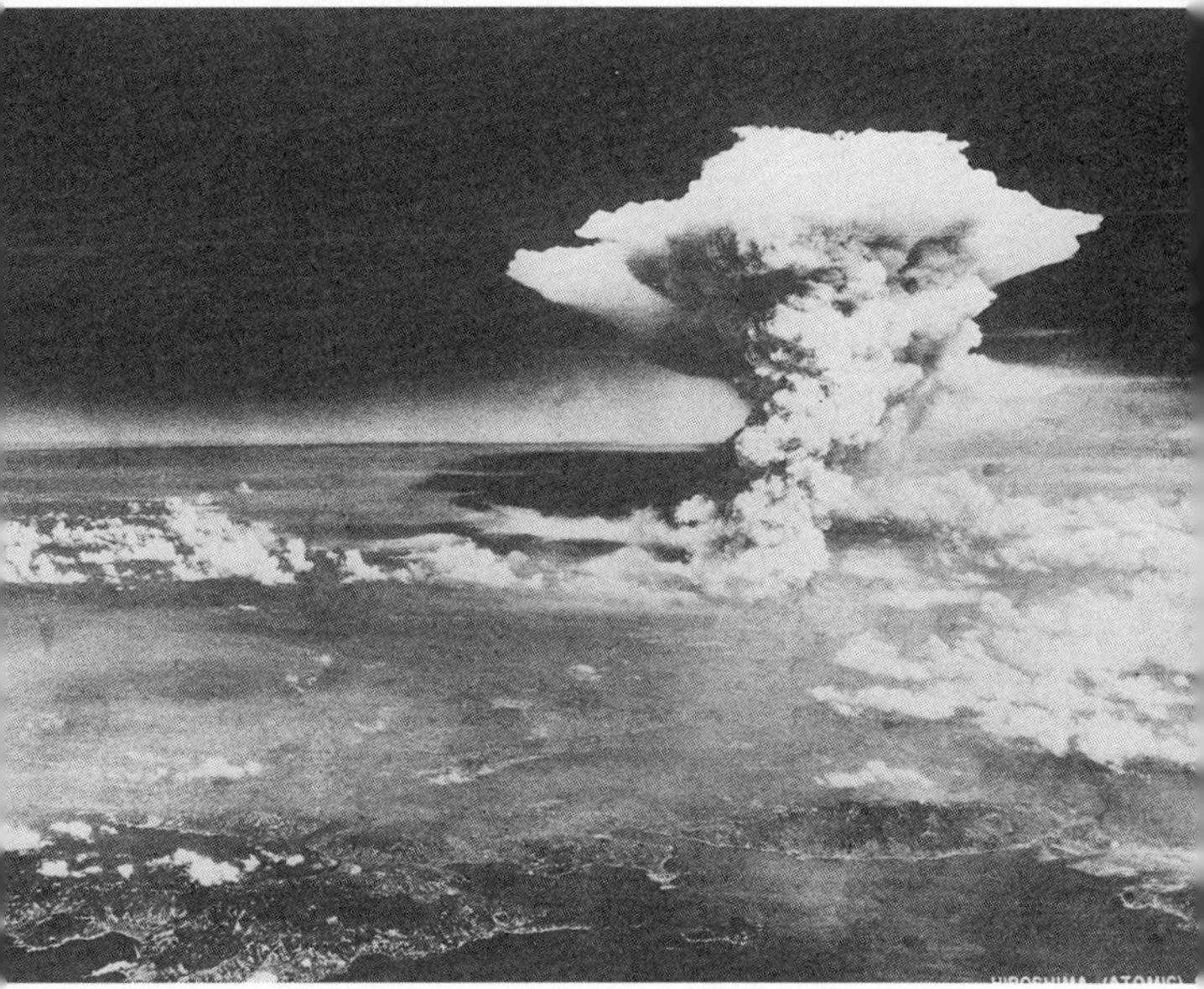

第2章
爆心地からもういちど考える

広島原爆のキノコ雲。
投下約1時間後、米軍機が広島南方の倉橋島上空から撮影したものと思われる
(写真提供:時事通信社)

I

爆心地の風景

†その瞬間

一九四五年八月六日の朝、深夜往診した広島市郊外、戸坂《へさか》村の農家の表座敷で眼を覚ました。八時だった。急いで帰り支度を整え、寝ている病児に手早く聴診器をあて、注射の準備をはじめた。開け放した庭先から快晴の広島の夏空が広がっている。そのはるか高みにB29らしい一機が銀色の粒のように入ってくるのが見えた。気にもとめず、子供の手をとって今、まさに注射をしようとした。

その瞬間である。かっと眼がくらんで熱風が顔と腕を拭《ふ》いた。咄嗟に両手で眼を覆ってその場に這った。這ったまま指の間から光のきた広島の空を見た。一面の火の海、と予想した眼に空の青さがとびこむ。その空に、突然、真っ赤な指輪を横たえたような火の輪が浮かんだ。と、その真ん中に真っ白な雲の塊ができたと思うと、瞬く間に大きくなり、火の輪を押し広げて太陽ともまがう巨大な火の玉になり、広島を踏みしだく火柱となって立ちはだかった。と見る間もなく、目前の山並みの稜線に真っ黒な雲が現れ、泡を嚙んで崩れる土用波のように斜面を雪崩落ちると、戸坂村をいっぱいに覆い、広がった。

眼の下の小学校の屋根瓦が木の葉のように舞い上がるのを見た時には、私のからだはもう掬いあげられていた。障子や襖が紙切れのように飛び散る。私は二間続きの何枚かの畳を飛んで奥の仏壇に叩きつけられた。起き上がってすぐ、崩れた家の残骸の中で子供を探した。足元の泥の山に夏蒲団の端をみつけ、偶然、その横に出ていた小さな手を摑むと、力任せに引きずり出して横抱きに抱え、表へ転がりでた。

庭先の硬い土のうえに子供を横たえたが聴診器がない。泥を払って胸に直接、耳をつけた。心音には異常がない。子供が気がついて不安そうにあたりを見回したが、恐ろしいのか私の手にしがみついてくる。その手を握り返してあらためて広島の空をみた。

見よ。広島の空に紅蓮の火柱が立つ。緋色に燃え輝く火柱が無限の高さに貪欲に湧きのぼってゆく。不意に背筋が寒くなって下腹のあたりに言い知れない恐怖がにじり上がってきた。「私の今、見ているのは何なのか」、二十八歳の人生経験にない未知の世界がそこにあった。広島の市全体を足元に踏みしいて壮大に立つ「きのこ雲」。幼い頃、間近で見た浅間山爆発の噴煙も遠く及ばないその異様な巨大さに、私は知らず知らずに大地に跪いていた。

†はじめて出会った被ばく者

私は自転車で「きのこ雲」につづく乾いた県道を一散に広島に向かった。市街までちょうど半ばあたりにある石地蔵から道はかなり長い下り坂になる。その先が左からせり出す山の端を急角度に左へ曲がる。その曲がり角から突然、現れた人影を見て私は思わず息をのんだ。それは「人間」ではなかった。揺れ動きながら私に向かって少しずつ動いてくる。人間の形はしていたが真っ黒で裸だった。裸の胸から腰から無数のボロ切れが垂れ下がり、胸の前に捧げるように突き出した両の手先から黒い水がしたたり落ちている。

その顔は、ああ、それは顔なのか。異様に大きな頭、膨れ上がった両の眼、顔半分までに腫れあがった上下の唇、焼け爛れた頭には一すじの毛もない。私は息をのんで後ずさりした。ボロと見たのは人間の生皮、したたり落ちる黒い水は血だった。男とも女とも、兵隊とも一般人とも見分けるすべのない焼け焦げた人間の肉の塊が引き剝がれた生皮をぶらさげてそこにあった。

まだ少しは眼が見えるのだろう。私に向かってうめき声を上げながら両手を差し出して、よろけ、もつれて二、三歩足をいそがせたが、それが最後の力だったらしく、その場にばったり倒れてしまった。駆け寄って私は脈を取ろうとした。しかし、手を触れる皮膚らしいところはその肉塊の腕にはどこにも残っていなかった。呆然と立ちすくむ私の前でその人は二、三度ひくひくっと痙攣して動かなくなってしまった。私が会った広島原爆の第一号の死者だった。

†顔を失った裸の群れ

太田川の川中を歩いて猿猴川が分かれる工兵橋の袂に着く。長寿園の汀《みぎわ》は見る限り焼け爛れた肉塊で埋まっていた。折り重なって倒れ伏すその上を乗り越えて、後から後から岸に這い上がるその数は数えようもない。対岸の工兵隊の兵舎が今、まさに燃え上がる真っ最中だった。火に追われた人々が次々と川の中に飛び込んでくる。そのまま流される者、踏みこたえてこちらに渡ってくる者。腰から下を水につけて流れの中に呆然と立つ私の周りを、顔を失った裸の群れが、幽霊のように両手を前に突き出して、無言で川を渡って通る。声をかけても口をきく者は誰もいなかった。何かが腰に当たった。見ると焼けた女性の身体が水面を流れて私のからだに突き当たり、向きを変えて川下へ流れ下る。幾つかは水中を、幾つかは川底を流れてゆく。そんな中にいたいけな小さな姿を見た。そのたびに泣くまいと奥歯を噛んで空を見た。逆巻く黒煙の上に傘を開いたきのこ雲が五色に輝いて私を見下ろしていた。

そこへ数人の兵隊を乗せた和船が川を下ってきて一人が水中に飛び降りると近づいてきた。戸坂村の隣村で仮病舎を建てていた顔見知りの将校だった。「戸坂村にはもう、数えきれない負傷者が入りこんでいる。すぐ帰って救護にあたれ」という。「病院を無断で離れるわけにはゆかぬ」と言う私に、「この火の中で何ができる。治療は軍医にしかできないことだ。すぐ行け」と急き立てた。二言、三言、あらがったが、道理に説得されて私は引き返す決心をした。

†大地に折り重なる肉塊

帰りついた戸坂村は道路といわず、学校の校庭といわず、乾いた土の上は見る限り、足の踏み場もない負傷者の群れだった。屋根を飛ばされて壊れた校舎の残骸が校庭に散乱する小学校も無残だったが、それにも増して眼を奪うのは大地に折り重なった肉塊の数だった。道に倒れ伏した屍体を乗り越えて、後から後から血みどろの集団が入ってくる。死臭と血の匂いと肉の焼けた異様な臭気があたりに満ちていた。

校庭に臨時に作られた治療所では広島陸軍病院戸坂分院開院のため先着していた藤本大尉ほか二名の軍医と安佐の飯室《いむろ》分院からかけつけた応援の医療班が机をならべて応急処置をはじめていた。負傷者は三列に並んで順番を待っていたが待ちきれずに倒れて動かなくなるものもいた。

私も加わって四人の軍医は応急処置に没頭した。昨日、要員だけが着任した戸坂分院には医療器具も薬品もまだ一部しか届いていなかった。昼間、可部《かべ》の倉庫から運んだ医療材料はもう底をついていた。出征している村の開業医の家族の好意で提供された外科の器具が、大変役にたった。使える限りの資材が集められ、火傷、創傷の治療、止血、縫合、ガラス片の抜去、ときには緊急の関節離断までが行われた。

†死んだ児を背負った母親

私は若い女性の胸に食い入った大きなガラス片を抜こうとしていた。尖ったつき刺さったガラス片を、小さな進入口から抜き出すにはかなり、慎重な手技が必要だった。

すぐそばに先程から赤ん坊を背負った若い母親がつかみかからんばかりにして泣き口説いていた。繰り返し聞かされた繰り言である。

「あっという間に火に包まれ、三人の子供が焼け死ぬのをこの眼で見ながら、この子一人を負ぶって逃げてきた。背中の子は三人の身代わり。今、すぐ、この子を助けて」

というのである。負われた子は恐らく誕生前であろう。大腿の後ろを大きく切り裂かれて既に冷たくなった屍《しかばね》に過ぎなかった。何度、言い聞かせても理解できる状態ではなかった。

私はコッヘルの先に銜《くわ》えたガラス片を折らないように、全神経を指先にこめて、まさに引き抜こうとした。その時、押さえられていた腕を振りほどいた母親が、わっと私にすがりついた。ガラスは砕けて破片は乳房の奥に食いいった。一瞬、周りの者が息をのんだ。

「助けてあげる、さ、おろすんだ」

私は手を合わせて拝む母親の腕をつかむと硬く結んだ荒縄を切って子供を抱き取った。冷たいその皮膚はどこも焼けていなかった。切り裂かれた大きな傷口にヨードチンキをたっぷりつけると看護婦が有り切れで丁寧に縛り上げた。

「さ、今夜は起こすんじゃないよ。向うへ行って休むんだ。明日、乳がよく出るように」

母親はうれしそうに私に向かって手を合わせると血だらけの胸にわが子を抱いて、どこともなく去って行った。周りの者がこらえ切れずにわっと泣いた。

†地獄での癒し

「あぶないのが何人かいます」と婦長が耳元でささやいて先に立った。

わたしは聴診器を鷲づかみにして駆け出した。学校の裏山を少し登った台地の林の中に数十人の重症者が横たわっていた。看護婦が、蹲《うずくま》っている兵士らしい男の傍に膝をついた。

頭から顔から右半身を焼かれて横たわった胸と腹が力なく波打っている。脈をとろうにも焼けた右手に触れる皮膚はなかった。それでも顔を私にまっすぐ向けて、眼が、つきつめた激しい眼が私を見つめてくる。獣のようなひたむきな眼だった。見ると左の頬に焼け残った白い皮膚があった。私は右手を伸ばしてその丸い皮膚にそっと指先を触れて、じっと眼を見返した。

なにか言おうとしたが声にならなかった。すると、突き刺すような激しい眼の光がすーっと消えて、やさしい人間の眼に変わった、いや、変わったように思えた。やがて瞳が動きをとめ、頭が落ちて息が絶えた。見開いた二つの瞼をそっと閉じて、私はその場に膝をついたまま、しばらく動けなかった。

†直爆で死んでゆく人

三日目になると被害の少なかった農家に症状の重い患者を預かってもらい、医療班が回診して歩くことになった。何軒かを回ったある農家で私は不思議な症状の患者にぶつかった。昨日から発熱していると家人がいう。若い兵士で顔と左上半身に激しい火傷があり、重症ではあったが生命に危険があるとは思えなかった。それが全身に汗をかいて湯気の立つほど発熱している。

昨日までは火傷の治療をする看護婦に冗談をいうほど元気だったのが、げっそり頬もこけてひと目で症状の激変を示していた。火傷のない右半身のきれいな皮膚に無数の紫斑が見える。口内は真っ黒に壊死を起こしていて、思わず顔を背ける悪臭が鼻をついた。何が起こったのか見当もつかなかった。とりあえず、解熱剤を与え、大量のリンゲル氏液（体液中の細胞外液に近い組成の溶液で、血液代用薬のひとつ）の補液を指示して次へ回った。

線路伝いに数軒を回診して本部へ戻りかけた時、飛ぶように衛生兵が追ってきた。先程の高熱の兵士が大量の下血をしたという。駆けつけると、敷布から畳まで血の海の中でもがき苦しんでいる。血は下《しも》ばかりでなく、鼻からも口からも眼尻からも吹き出していた。本人が頭にあげた掌の下で五分刈りの髪の毛がまるで掃いて棄てるように抜けてきた。習ったことも見たこともない凄まじい症状に足がすくんで、手がわなわなと震えた。おろおろする私の目の前で、ごぼっと吐いた血の中に顔をつけて患者は事切れた。

このような症状と死に様にぶつかったのは私だけではなかった。他の軍医たちにも似たような症例を見たものがあって、あれこれ意見を出し合っているうちに、急変患者が多発しはじめた。それはまるで伝染病のように忽ち、戸坂村全村に広がったのである。それも一人、二人と出るのではない。あちらに四人、こちらに五人とかたまって発病してくる。発熱と下血が共通して見られるので医師団はチフスと赤痢を考えた。強心剤と止血剤にリンゲル氏液の補液が望み得る最高の治療だったが、一命をとりとめた例はそう多くはなかったように覚えている。

やがて呉の海軍から「使用したのは原子爆弾」というアメリカの放送があったと伝えられたが、原子爆弾という言葉を聞いても、被害とどういう関係があるのか全く不明だった。また、そう聞いたからといって特に効果的な治療法があるわけではなく、高熱、口内壊死、紫斑、出血、脱毛に加えて下痢、嘔吐の急性症状を発症する患者の数は一向に減らなかった。ただ、日数が経つにつれて症状の出方がだんだんゆっくりとなり、発病から死ぬまでの時間が長くなって、死を免れる患者が少しずつ増えていったように記憶している。

2 内部被曝で死んでゆく人々

†第二の異変

ピカに遭った者には早い遅いはあっても、発熱から脱毛にいたる急性症状が現れ、死ぬ者が多いことが経験的に頭に染み付いて、なんとなく馴れてしまった頃のある日、軽症で治療をすることもなかった男性が突然、急変して鬼籍に入った症例に出会った。

駆けつけると、げっそり頰の落ちた顔に死相があらわれている。跪いて脈をとったが力がない。二の腕に紫斑が目立ち、少し伸びた五分刈りの髪の毛が抜けて薄くなっている。近くの者に聞くと、昨日から下痢と嘔吐がひっきりなしに続いて急に弱ったという。前をはだけて腹部を触ろうと手をいれると、それまで瞑目していた男が眼を大きく開け、私の手を力いっぱい引き寄せながら、意外な大声で、

「わしゃピカには遭《お》うとらんのじゃ。あの日の昼から中隊長の命令で広島に入り、怪我人を助けて運んだり、死骸を運んだりした。二晩、浅野邸で寝て、三日目に救援作業に出よう思うたら気分が悪うなり、ここへ運ばれてきた。なして、わしの髪の毛は抜けるんじゃ、ピカには遭《お》うとらんのに」

最後の方は息ぎれしてしどろもどろになったが、ピカには遭っていないと繰り返し訴える通り、からだのどこにも火傷や怪我がなく、衣服にも破れや焼け焦げはない。本人の訴える通り、原爆の爆発時に市内にいなかった者に、どうして死んでゆく被害者と同じ症状が現れるのか。

漠然とした疑問が頭の中に急に大きくふくれ上がってきた。しかし、事を深く考えるには疲れ過ぎていたし、あまりにも患者の数が多すぎた。死因不明で私の手のなかで死んだ

この人の名を私は知らない。しかし、この人こそ、その後の六十年、私が生涯かけて探求することになった原爆の内部被曝の最初の証人だった。

†もっと恐ろしい地獄

八月十五日、天皇の詔勅が敗戦を告げたが、広島では六日に戦争は終わっていて、重傷者の治療が続き、俄か作りの火葬場から立ち上る紫煙が絶えることはなかった。爆発時、市内にはいなくて後から市街に入り、急性症状を発病して治療所で診察を受けたり、薬をもらった者は少なくなかったが、直接ピカを浴びた重傷者があまりにも多かったので誰からも注目されず、あまり問題にもならなかった。ところが、爆発の一週間後に広島市内に入って発病し、血を吐いて戸坂村で死んだ夫人が現れ、深刻な疑問を投げかけることになった。

芸備線が開通し、戸坂村の負傷者の動ける者が無蓋貨車に乗せられて山陰の病院に送られ、また、四国や九州の部隊から応援に来てくれた軍医や看護婦たちも八月十五日の敗戦を期に次々と出身部隊に帰っていった。一時は三万人を越えたといわれた戸坂村の人口も急減して、元の静かな村に戻りつつあった。しかし、まだ動けない患者や、帰りたくても帰る家のない者がいて、一四〇名から一五〇名の被ばく者の診療が続けられていた。

私はある農家の土蔵を中心にした村の一画を病棟にしていたが、屋根の壊れた土蔵には七、八名の重症患者をいれていた。火傷と貧血がひどく、毎日、誰かが鬼籍に入る気の重い病棟だったが、ある日、患者の間に着物姿の若い女性が寝ているのを見た。

村には原爆投下の翌日から身内や知人の安否を尋ねる人たちが日増しに増え、大声で目当ての人の名を呼んで歩いていた。顔を焼かれている者が多く、見て歩いても本人を見分けることが難しく、みんな大声をあげて名前を呼ぶのである。

この女性もそんな外来者の一人だろうと気にもせず、回診を終えて帰ろうとすると、出口に近い病床（といっても筵《むしろ》の上に毛布を敷いた）にいた重症の兵士が私のズボンをつかんで「軍医殿、お忙しいと思いますが、そこに寝ている奥さんが熱を出しているので、診てあげてください」という。寝ている夫人の胸もとに聴診器をあて、「風邪らしい。薬をあげるから少し寝ていなさい」と、解熱剤を一包おいて帰った。翌日、夫人は一日、寝ていた。翌々日も一日、寝ていた。四日目の朝、寝ている夫人の胸元の白い肌に紫斑が出ているのに気がついた。驚いて、膝をついて「奥さん、どうされたのですか」と声をかけた。

以下は夫人の話の要旨である。

「去年の七月、夫人は松江市で県庁の新入り職員と結婚した。主人がすぐ広島県庁に転勤になり、宇品《うじな》で新居を構えていたが、今年の七月はじめ、臨月になって松江の実家に帰り出産した。八月七日、新聞とラジオで大本営発表、「㈠八月六日広島市は敵B29少数機の攻撃により相当の被害を生じたり。㈡敵は右攻撃に新型爆弾を使用せるものの如きも詳細目下調査中なり」を聞いて心配していたところ、広島から来た人の「広島は全滅で家は一軒も残っていない、人はみな死んだ」というのを聞いて、十三日に五日市の友人の家まで来て毎日、広島の焼け跡を歩いた。生きていればどこかの村にいると聞き、二十日の日に戸坂村でやっと主人に会えた」のだという。

主人のほうは八月六日、上司の依頼で早朝から県庁に出勤し、地下室で書類の整理をしていた。地下のためピカもドンも知らず、突然、衝撃とともに天井が落ちてきて、大きな梁に挟まれて左大腿骨を骨折した。一緒にいた同僚に助け出され、火の出はじめた市街を抜けて、遠縁のいる戸坂村まで背負われてきた。回ってきた衛生兵が左下肢を力任せに引っ張って折れた骨を復元し、ぼろきれで巻いて竹の棒をあて、荒縄で縛ってくれた。痛みがとれたら歩いて帰れといわれたという。荒っぽかったが理に叶った副木固定治療だった。

夫人は周りの重症患者の治療や介護を手伝っているうちに熱が出て、紫斑が現れたのである。それにしても広島への入市は原爆投下の一週間後である。まさかと思っているうちに鼻血が出て止まらなくなり、高熱が続いて体力が一日、一日衰えていった。

その頃、東京や京都や岡山の大学医学部から調査団が入れ代わり立ち代わり、調査に来広し、その都度、案内や説明に引き回され、心ならずも患者から離れる日が多くなった。そこへ九月八日、ファーレル準将のアメリカ原子爆弾災害調査団が広島に入り、陸軍軍医学校の高級将校が説明用の資料の作成を病院長に要請、結局、それが私に回ってきて、夫人の診療に戻ったときはすでに臨終の場だった。主人が涙声で名を呼びつづけるなか、抜けた黒髪を吐血で染めて夫人は帰らぬ人に変わってしまった。

一週間後に入市したが明らかに原爆症と思える症状で死亡した松江の夫人は、内部被曝問題への私の執念の原点ともなった貴重な症例である。

†ピカに遭わずに被ばくする人々

閃光《ピカ》にも爆風《ドン》にも遭っていない者が市内に入っただけで原爆病を発病し死亡した典型をもう一人紹介したい。

広島に赴任して何かと世話になった母方の遠縁の中島某という実業家がいた。氏は無類の釣好きで、八月六日の早朝は大畠《おおばたけ》の瀬戸で無心の糸を垂れていた。夫人は室内で探し物をしていたという。新築のせいか爆心地から一・二キロメートルの距離にもかかわらず、家は倒壊を免れ、夫人は直接、ピカを浴びず、かすり傷一つ負わなかった。少し経って隣家から出た火に追われて饒津《にぎつ》神社下の河原に逃げ、そこで一夜を明かした。

中島氏が、広島が空襲で大変な被害を受けたと聞いたのは正午近くだった。半信半疑で船を返し、長時間待たされて大畠から汽車に乗ったが五日市で降ろされ、線路伝いに広島に向かったが、夜空を真っ赤に染める火柱が広島の被害の大きさを教えていた。夫人らしい人を饒津神社のあたりで見かけたという人の話を聞いたのは東練兵場を大きくまわりこんだあたり、火を避けて右往左往しながらようやく饒津神社にたどり着き、猿猴川の河原の水中に半身をつけて震えている夫人を見つけたのは七日の朝が明けてだいぶたってからだった。その日、中山峠を越えた二人は比婆郡の三次《みよし》町の親戚にたどりついてようやく休息の場を得た。

戸坂小学校が授業を再開する都合もあって戸坂分院の閉鎖方針が伝えられ、移転先の交渉その他で忙しく駆け回っていた私の前に、ある日、突然、中島夫人が現れた。あまりにもやつれ果てたその姿に、はじめは誰とも見分けがつかなかったが、その口から意外にもご主人の死を告げられて二度、驚かされた。聞けば三次町へ着いて間もなく熱が出はじめ、風邪だろうと思っているうちにからだのあちこちに紫色の斑点が現れた。

下痢が続いたので病院にいったところ、何かに当たったのだろうと薬をもらってきた。そのうちに鼻血と血便が続くようになり、往診してもらっているうちに頭の毛が抜けはじめ、最後は大量に血を吐いて亡くなったという。医師にはこんな病気は診たことがないといわれたそうだが、まさに原爆病そのものだった。なんということなのか。爆発の瞬間、彼は六〇キロメートルも離れた瀬戸の海に浮かんで釣糸を垂れていたのである。その彼になぜ、原爆病が起こったのか。その頃の私には到底、解けない謎であった。

3 被ばく者特有の症状

†アメリカの圧力で中断された調査

広島陸軍病院が患者と職員と資材を抱えて山口県柳井《やない》町郊外の伊保庄《いほのしょう》村に移転し、国立柳井病院として再生したのは敗戦の年の十二月上旬だった。熊毛湾の海岸に立つ元陸軍船舶工兵隊の古兵舎で、板張りの隙間から寒風とともに波しぶきが吹き込む大変な病院だったが、戸坂村の青天井を思えば雨露がしのげるだけで天国だったかもしれない。

開院当時は広島から運んだ百名あまりの被ばく者だけが患者だったが、山口県に帰っていた被ばく者が聞き伝えて来院するようになり、外来、入院とも病院は急速に忙しくなっていった。患者はほとんどが原爆の被害者だったが、もともと結核や心臓病、腎臓病などの慢性疾患のあった者と、どこといって異常の発見できない病名のない者に自然にグループ別れし、病室も別になっていた、私は希望して後者を担当することにした。直接、被ばくしていなくて、例の原爆による急性症状を発症する現象にいつの間にかこだわりを持っていたのかもしれない。

病名のない患者グループには「身体がだるい」という共通の訴えがあった。そのほかは、それぞれに顔色が悪い、食欲があまりない、眠れないなどの訴えがあるだけで、特に危険を予測させるような異常はなかった。私は彼らについて、当日、直接、直下でピカを浴びた者と、爆発後、市内に入った者を意識して区別し、訴えや症状の僅かな違いもカルテに記入しはじめた。

ところが一九四六年が明けて間もない頃、院長から職員と患者全員に対し「広島・長崎の原爆被害はアメリカ軍の機密であり、何びとも被害の実際について見たこと、聞いたこと、知ったことを、話したり、書いたり、絵にしたり、写真に撮ったりしてはならない。違反したものは厳罰に処す」という厚生大臣の通達があったので厳重に守るようにとの命令があった。

その結果、医師は患者の情報を別紙に覚え書きして、正規のカルテには何も書かないことを指示された。当然、医師の間ではそのことの可否をめぐって激論になった。ところが幸か不幸かその翌日、私は厚生省から、豪州軍に捕虜になっている日本の傷病兵を帰還させる病院船勤務を命じられ、有馬山丸が出航する四国の玉野造船所へ駆けつけることになり、論議に参加しないまま日本を離れた。全滅したガダルカナル島の日本軍が撤退の際に置き去りにした数千名の傷病兵が捕虜としてブーゲンビル島に収容されていたのである。(1)

三航海、約八週間の病院船勤務を終えて柳井へ帰院した私を待っていたのは、全く異常所見のなかった四名の入市被ばく者の死亡報告だった。発熱にはじまり、下痢、紫斑、口内壊死、脱毛、出血というお定まりの症状で瞑目したという。

最期を看取れなかった悔やみと、依然として不明な原爆被害のメカニズムと理不尽の限りの占領軍の口封じが一緒になって、私のなかに重苦しい反米感情が次第にふくれあがっていった。

†遺棄された被ばく者

一九四七年から東京へ出た私は国立病院労働組合の専従役員として活動していた。そんな私の私宅(六畳一間への間借り)へ夜遅く、被ばく者が訪ねて来た。彼らは私が広島で被ばくした医者であることを確かめてから、自分も同じ被ばく者であることを名乗り、今夜、相談にきたことは絶対に内密にしてほしいとくどいほど繰り返して、ようやく本題を切り出した。要は「金がなくて医者にかかれない。後払いで診てくれる国立病院を紹介してほしい」という。国民健康保険はまだ施行されておらず、現金がなくては医師にかかれなかった時代だった。

一九五〇年から私は杉並区の西荻窪で小さな診療所をはじめた。「ある時払いの催促なし」という宣伝をしたものがいて、貧しい人ばかりが押しかけてきた。二方《ふたかた》という珍しい苗字の患者もその一人だった。東京都失業対策事業の俗称ニコヨン労働者（日給二四〇円で、月に二六日働くと日雇い健康保険証が使えるが、一日でもかけると翌月は保健証をとりあげられる）で、下痢が続いて通院していた。小柄で消耗が激しく、通院は無理だと言っても、通うからと承知しなかった。その彼がばったり来なくなった。心配で、住所の近くに往診のあった日、寄ってみることにした。

番地が飛んでいて分からなかったが、やっと見つけたその家は大きな農家だった。苗字が違うので家の人に聞くと、黙って家の裏手の方を指さす。何度も確かめて奥の方へ入ってゆくと、金網を張った大きな鶏小屋があって、その隅の戸板の上に布団を敷いて人が寝ていた。すっかり痩せこけて変わり果てていたが二方に間違いなかった。驚いて起き上がりかけるのを押しとどめて脈をとった。肋骨が高く出張って聴診器の当てようがない。腹部は陥没し、皮膚はかさかさに乾燥して、まさに末期症状だった。

看護婦に、輸液に来るよう診療所に電話しろ、と席を外させ、姿の消えるのを見届けて、「もう誰もいない。私も広島の被ばく者だから安心して話しなさい。広島、長崎、被ばくはどっちだった?」とじっと目を見つめた。二方の目に涙のにじむのが見えた。二方の病状は慢性の放射能症状に違いなかった。即刻、入院させたかったが、方法を思いつけなかった。病院は近くなら慶応大学系の浅野病院、あとは国立東京第一病院しかない。運べば途中で息が絶えるであろう。医療保護の申請は、赤旗を林立させて交渉しても何人かが逮捕されるだけで拒否されるだろう。仮に許可になっても間に合いそうもなかった。往診で最期まで面倒を見る以外に方法はない。輸液と輸血を続けて少し元気が出たが結局、三日目に鬼籍に入り、遺言通り、区役所に葬儀を出させ、無縁墓地に葬った。

一カ月ぐらい経った頃、二方の戦友だった松浦某の訪問を受けた。彼の話によると、彼らの部隊は八月四日に中国大陸から宇品港に着き、六日の朝、上陸を許され、ランチから桟橋に上がったところで被ばくした(爆心地より五・五キロメートル)。何人かの仲間と市内に向かい、「大手町あたりで救護活動をした」と聞いている。船に帰って数日後から下痢、発熱するものが出はじめ、即刻、大竹海軍病院に送られた。やがて、復員命令が出て、仲間は下痢の止まらない二方を残して散り散りになった。文通の絶えたのが翌年の春で、病院に問い合わせたが自己退院したというだけで、行方知れずだった。それが東京で一緒に働いていたという仲間から彼の死を知らされてここへ来たのだという。

二方の実家には相続問題を巡って複雑な事情があり、被ばく者は家系のなかにいてほしくないという家族の意向で、彼は婉曲に帰郷を拒否されていた。そのため彼は実家へ帰れず、被ばく者であることを世間に隠して、誤解の解けるのを待っていたというのが松田某の話だった。

私が上京して身をおいた世界は、一つは労働運動であり、もう一つは日本の底辺の庶民の社会だった。そして、そのどちらもが広島・長崎の被ばく者の悩みや苦しみを素直に受け止めるだけの余裕をまだ持ってはいなかったように見えた。労働者にしても、市民にしても、他国の軍隊の占領下に置かれて、将来はおろか、今日の衣食住を充足するのに精いっぱいの状況では、広島・長崎の悲劇の重さが、同じように家を焼かれ、働き手を奪われた自らの悲劇の重さと同等だったに違いない。西荻窪診療所の職員にとって、被ばく者二方某の死は貧乏のなかで死んでゆく杉並の市民の死と同等以上のものではなかった。このことは、原爆放射線被害を人権に対する最高の侵害であると捉え得なかった、当時の私の認識の反映だったと反省している。

政府は七年後の一九五七年に被ばく者援護の法律を制定するまでなに一つ救済の手を打たず、多くの被ばく者が餓死に等しい状態で命を奪われてゆくのを全く放置し、遺棄したのである。

†被ばく者はアメリカのモルモット

一九四九年、広島の比治山《ひじやま》にアメリカのＡＢＣＣ（Atomic Bomb Casualty Commission、原爆傷害調査委員会）が開所した。被ばく者を集めて被ばくの診察、検査を行い、治療は一切行わず、死亡者は全身を解剖して全ての臓器をアメリカへ送って、放射線障害研究の資料とした。はじめは藁をつめた遺体が遺族に渡されたが、最後のころは親指だけになったと、使役に使われた労務者が憤慨して語っていた。

敗戦直後に広島に入って調査、研究を行った京大医学部の「原爆傷害に関する報告第一～第四」は人体の脳と骨中の燐が放射化し、骨髄の造血機能を傷害して一定の潜伏期を経た後、死亡させるメカニズムを指摘したが、研究記録はすべて占領米軍に提供させられ、以後、日本の学会の調査、研究は禁止され或いは制約を受けて、臨床の現場の医師には原爆放射線の被害に関する情報は全く届かなかった。

†一九六〇年代の被ばく者

一九五三年から埼玉県行田市で診療所勤務をはじめていた私は、一九五五年のある日の深夜に自殺未遂の患者を往診した。生活苦から縊死を図ったが発見が早く、事なきを得たが、患者には重い肝臓疾患があり、意外にも広島の被ばく者だった。

広島の町工場で働いていたが、当日は早朝から五日市町に所用で出かけ、帰路、井の口あたりでピカと爆風に遭った。遠かったので火傷も怪我もなく、市電の線路沿いに市内に入り、比治山から広島駅を経て牛田《うした》の奥の自宅（爆心地より四キロメートル）へ帰った。途中で火傷や大怪我の被害者をたくさん見たが、女房と子供が心配で夢中で走ったという。

家は戸や障子が吹き飛び、屋根瓦が飛んで見る影もなかったが、夫人と二歳の長女はガラスの破片創があった程度で元気だった。仕事場の再開ができずに苦労するうち、三次町の仕事仲間から誘われて工場を手伝うことになった。順調に過ごしていたが、三年前、体調を崩して広島逓信病院で診察を受け、肝臓病と診断された。何回か通院するうちABCから執拗に誘われて受診したところ大量に血をとられて治療はしてくれないので、次の指定日に行かなかったところ、三次町までジープで迎えに来たという。

恐ろしいのと、友人に迷惑がかかることを懸念して、一九五三年の暮れ、夫人の実家を頼って埼玉県の行田市に来た。ところが来て間もなく夫人が急性骨髄性白血病で急死し、頼って来た義父も脳出血で急死してしまった（義母はずっと以前に死去）。慢性肝臓疾患で動くことのできない本人が十二歳の娘を連れて行田の貧乏長屋に残されたのである。民生委員の世話で生活保護を申請したが、本人の実家に扶養能力があるとの理由で却下され、切羽つまっての自殺だった。

たまたま、行田市の市議会議員をしていた私がこの事例を議会でとりあげたため、生活保護を認可され、入院治療を続けたが、一年後、肝癌を発病して死亡し、娘は父親の実家に引き取られていった。

遠距離被ばくではあったが、爆発直後に爆心地から二キロメートル以内の市内を行きつ戻りつしながら走りぬけ、残留放射能を大量に体内に摂取した入市被ばく者であった。

†一九七〇年代の被ばく者

一九七四年から浦和市の民主診療所に二カ月か三カ月に一度、相談に来る婦人の被ばく者があった。初診の時から相談したいことがあると言いながら、結局はそれらしい話もせずに帰ってしまうことが何度もあって、診察室では話しにくいのではと思っているうちに、ある日、分厚い手紙が届き、「この手紙が着く頃はこの世を去って、云々」という経過になった深刻な症例である。初診時の問診によれば、一九二七年生まれ、十八歳のとき長崎で父を探しに入市して被ばく、母は太平洋戦争開戦の年に病死しており、現在は夫と二人暮らし。結婚は三十五歳の晩婚で子供はない。一人っ子で兄弟はなく、夫の両親は健在で別に生活し、経済的には比較的に裕福ということだった。

八月九日、正午過ぎ、諫早市の自宅から従兄の車で長崎市内に入り、前日から松山町の弟の家に泊まって長崎医大に検査に行っていた父の消息を尋ねて市内を歩いた。三日間、父と関わりのありそうなところを探したが結局、消息不明のまま葬儀を出すことになった。

被ばく後は時々、「ぶらぶら病」(寝込むほどではないが、具合が悪い状態が続く病気。後述)様の症状が出たが重い病気にはならず、父が関係していた商事会社でずっと働いていた。三十八歳の時、東京への出張先で今の夫に見染められ、強いてと望まれて結婚した。夫は中小企業の社長で結婚歴があり、子供に恵まれないうちに十年前に夫人に先立たれ、一人暮らしを通したという、晩婚の自分にとっては願ってもない好縁だったと語っていた。

さて、手紙に書かれた、彼女の相談したかったことというのは、夫婦生活のことで、ある時期から夫の要求に一〇〇パーセント応えきれなくなった自分の体調の不甲斐なさの原因を調べて、それまでのように円満に夫婦生活を送れる「女」に変えるにはどうしたらよいかを相談したかったというのである。

彼女は原爆以前は健康そのものだったという。誰にも話したことはないが、戦時中、ある青年と相思相愛になり、戦争から無事に帰ったら結婚する約束で関係を続けた経験がある。晩婚ではあったが結婚後、閉ざされていた「女」が一度に開花して、夫には十分以上に満足してもらえたと思うし、自分のからだに何か欠陥があるとは思えないと書いている。

それが、ある時から夫の気持ちの高ぶりに応えて自分も燃え、頂上へあと一息というときに急に気持ちが萎えて、下半身から力が抜けてしまうのだという。熱くなっている背中にいきなり水をかけられたよう、と書いている。

実は、彼女は原爆後、半年ぐらい経った頃から、時々、急にからだがだるくなり、手足の力が弱くなって立っているのが辛く、どうしても座らなくてはいられなくなることがあった。半日ぐらいでよくなることもあるし、何日間か続くこともあった。医師に話したこともあったが、気のせいだと取り上げてもらえなかった。

一年に二、三回のことなので、あまり気にせず、誰にも話したことはなかった。結婚の話がはじまった頃は発作がずっとなかったので忘れていた。それが、結婚十五周年に二人で出かけた欧州旅行で風邪をひき、帰国して肺炎を起こして入院した時、昔の「急にだるくなる」症状がはじまり、よりによって夫婦のいとなみの時に必ず起きるようになった。夫にも分かるらしく、心配して、どこか悪いのではと東大病院をはじめ、幾つもの病院で精密検査を受けるように手配してくれた。ただ、医師にはからだが疲れやすくて突然、だるくなるとしか説明のしようがなく、いろいろな検査をうけて結果はいつも異常なしと言われ、精神的なものというのが結論だった。

長崎の親しい友人が、「被ばく者仲間に似たような症状の者が何人もいて、その症状は原爆後遺症の「ぶらぶら病」といわれている。あなたも直後から爆心地を歩いているから、それと同じでしょう」と慰めてくれた。だが、もしそうだとしても、症状が自然に遠ざかるまで根気よく待つ以外にないとのことで、自分は耐えてゆくとしても、夫婦の交わりが重荷で、つい避けるようになってしまった。悲しいことに、健康で男盛りの夫の不満は、もしかしたら自分に内緒の男でもいるのではないかという疑いに変わりはじめ、冷えきった日数が過ぎるうち、お定まりの女性ができて、泊まりの日が多くなった。

「私が浦和の診療所を訪れたのはちょうど、その頃でした。被ばく者の悩みに親身に応えてくれる医師がいると聞いて、もしかしたらと期待して通院しましたが、順番を待つ患者さんがすぐ外にいる診察室で、夜の夫婦生活の微妙な揺らぎを相談することはどう考えても無理でした。

それでも、もしかしたら機会があるかもと、二年近く通ううち、夫に子供ができました。満ち足りないセックスの要求からの関係が、子供をかすがいにした家庭への願望に変わる日は遠くありません。そういう予感が少しずつ現実になる気配を感じて、私はいつの間にかこういう道を選んでいました。

長崎の友人の話を聞くまでもなく、私のからだの得体の知れない変調の原因は、長崎に落とされた原爆と、どこかで関係があるのかもしれません。そう分かったからといって、私の変調が消えることにはならないのが悲しいと思います」

私はこの話を最近まで誰にも話さなかったし、書くこともしなかった。夫人が言うように、彼女の「変調」は内部被曝の影響であると私は確信している。しかし、多くの人に原爆被害の実相として夫人の例をあげることに、私はどうしてもためらいを覚えてしまう。原爆が人口数十万の広島と長崎の二つの市を瞬間に消滅させてしまった、途方もない被害の量的な大きさに対して、きのこ雲の下にいた人間の一人一人のからだと心の奥の奥を壊してしまう質的な被害をどのように位置づけて訴えればよいのであろうか。

†二〇〇〇年代の被ばく者

中級の建設会社の社長で根っからの酒好き、じっとしていることが嫌いでいつも忙しく何か活動しているという友人がいる。定年で会社を退いてから町内会の役員を引き受けて、祭りの準備から消毒の世話まで目まぐるしく動きまわっているうち、健康診断で血小板減少の貧血を指摘された。

気になることがあって無理やり精密検査をすすめたところ、骨髄異型性症候群という厄介な病気のあることが分かった。専門学校時代、原爆投下の広島に何日かたって入市したと聞いたことを思い出し、確かめたところ一九四五年の八月九日に五人の級友と海軍のトラックで呉から広島に入市し、海田市《かいたいち》からは徒歩で千田町の県立広島工業学校まで行き、誰もいない崩れた校舎に入って散乱している機械器具を片付けたり防水布を掛けたり、三時間くらい作業をした。近辺は学校ばかりが集まっている地域で人は一人も見かけず、日が暮れたので呉へ帰ったという。

彼らは一九四四年秋から呉の海軍施設に勤労動員で派遣されていたのである。明らかに入市被ばく者なので、早速、被ばく者健康手帳交付の申請を勧めたが、億劫なのか、なかなか手続きをしないでいるうち、今度は大腸癌が見つかって入院手術となり、観念して手帳を申請、証人の依頼に手間取って、数カ月かかってやっと広島の被ばく者と認められた。

現在、血色素の一定数を目安に輸血を繰り返しているが治癒の見込みはなかなかむずかしい。厚生大臣の認める認定患者認定を申請したが四月末、永眠した。

†被ばく者の六十年

二〇〇五年の今年、生き残っている約二十七万の被ばく者の多くは二つ、三つの病気を持ちながら、様々な不安や悩みを抱えて生き続けている。

彼らの多くは被ばくの前は病気を知らず、健康優良児として表彰までされたのが、被ばく後はからだがすっかり変わり、病気がちで思うように働けず、少し働くとからだがだるくて根気が続かずに仕事を休みがちになった。医師に相談していろいろ検査を受けても、どこも異常がないと診断され、当時、よく使われたぶらぶら病の状態が続き、仲間や家族からは怠け者というレッテルを貼られたつらい記憶を持つものが少なくない。事実、「からだがこんなになったのは原爆のせい」とひそかに思いながら被ばくの事実を隠し続け、誰からも理解されずに社会の底辺で不本意な人生を歩いた被ばく者を私は何人も診ている。

†占領米軍による被ばく者の敵視と差別

被ばく者は敗戦直後から米占領軍総司令官の命令で広島・長崎で見、聞き、体験した被ばくの実相を語ること、書くことの一切を禁止された。違反者を取り締まるため、日本の警察に言動を監視された経験のある被ばく者は少なくない。また、一九五六年に日本被団協（各都道府県にある被ばく者の団体の協議会）が結成された前後は、被ばく者は反米活動の危険があるとして警戒され、各地で監視体制が強められた。一九五七年、埼玉県で被ばく者の会を結成した小笹寿会長の回顧録のなかに、当時の執拗な埼玉県警の干渉のあったことを書き残している。私自身も一九五〇年から数年間、東京の杉並区でひそかに広島の被ばく体験を語り歩いたとき、米軍憲兵のしつこい監視と威嚇を受けた覚えがある。

†日本政府による差別

敗戦後、辛うじて死を免れた被ばく者は家族、住居、財産、仕事の全てを失った絶望的な状態のなかから廃墟に掘っ立て小屋を建てて生き延びる努力をはじめた。故郷のある者は故郷に、ない者は遠縁や知人を頼って全国へ散って行った。被ばく地に残った者にも、去った者にも餓死寸前の過酷な日々が続いた。政府は一九五七年に医療法を制定し、被爆者健康手帳を交付するまでの十二年間、被ばく者に何の援護もせず、地獄のなかに放置した。

なお、被ばく者手帳を発行して被ばく者を登録したとき、政府は被ばく者を①爆心地近くの直下で被ばくした者、②爆発後二週間以内に入市した者および所定の区域外の遠距離で被ばくした者、③多数の被ばく者を治療・介護した者、④当時、上記の被ばく者の胎内にあった者に区分して被ばく者のなかに差別を持ち込んだ。

†社会からの差別

被ばく者は一時、生命保険への加入を拒否された時期があり、結婚、就学、就職などの人生の節目に不当な差別を受けたものは数知れない。これは二世、三世の時代まで引き継がれ、日本被団協の相談所には今も、被ばく二世、三世との結婚に反対する両親、親戚にどう対応したらよいかの相談があとを絶たない。こうした状態を背景にして、残念ながら、被ばくの事実を隠す被ばく者が圧倒的に多く、被ばく者の側から差別を助長してしまう結果を招いている。

†被ばく者援護法の持つ差別

現行の「原子爆弾被爆者に対する援護に関する法律」は一九九四年に、それまで施行されていた被ばく者援護のための二つの法律を一つに統合してつくられたが、最も重要な被ばく者の「疾病が原子爆弾の傷害作用に起因する」ことを厚生労働大臣が認定する制度がそのまま引き継がれ、今まであった差別が残されている。

認定の審査は、疾病の種類、被ばく距離などの被ばく状況、被ばく者の性別、年齢などを「原因確率」という基準に照らして決められる。その基準は、①本人が被ばくした地点の爆心地からの距離に存在した放射線量を決める、②本人の性別、年齢からその地点で申請の病気が発生する確率（%）を決める、③申請している病気が同性、同年の日本人に発生する確率（%）を決め、①②③の三つを組み合わせ、合計した原因確率が五〇パーセント以上なら起因性ありとして認定し、五〇パーセント未満一〇パーセント以上は個別に検討し、一〇パーセント以下なら起因性なしとして却下するというものである。

一見、科学的なように見えるが次のような問題点がある。①の放射線量は爆発時その地点に到達した高線量放射線量で、本人が体内に摂取した放射性物質からの所謂、内部被曝の低線量放射線ははじめから無視されていること。①の数値そのものが松谷訴訟の最高裁で、核実験とコンピュータのシミュレーションで作られた架空の数字であり、誤りや疑問点が多々あり、被ばく者の被害の判定に機械的に適用することは不適当と裁定されたDS86をそのまま使用していること。また、入市と遠距離被ばく者が体内から被ばくした放射線による影響が、医学的には不明という理由で「なし」と否定され、近距離被ばくの場合には同じく、医学的に証明できないにも拘らず、無条件に「あり」と認めていること。

二〇〇三年以来、被ばく者が政府と争っている集団訴訟は、自分の病気の原因が原爆放射線にあることを国に認めさせなければ死んでも死に切れないと、余命の少なくなった高齢被ばく者が一斉に認定申請を行い、却下されたら集団で裁判で争うというものである。

二〇〇五年の現在、一六〇余名が訴訟中だが、その特徴は、従来、ほとんど認定されなかった「入市と遠距離被ばく者および救護活動に従事した二号と三号の手帳所持者」が多数、加わっていることである。

この訴訟は、単に原告の疾病が原爆放射線の影響によることを政府に認めさせるだけでなく、全ての人々に、核兵器は単に保持するだけで国民のなかに無数の被ばく者を作り続けていることを知らせ、核兵器廃絶の世論を高めることに役立つものと確信している。

集団訴訟については、「月刊保団連」（全国保険医団体連合会機関誌）七九〇号（二〇〇三年八月号）に聞間元《ききまはじめ》（静岡県保険医協会医師）「原爆症認定の現状―集団訴訟の理解のために―」が掲載されている。

†アメリカの被ばく者ジョン・スミザーマン

最後に、アメリカ人でありながら被ばくしたジョン・スミザーマンのことを紹介したい。ジョン・スミザーマンは、彼の慢性リンパ浮腫が核実験の放射線によることを訴え、十四年間、八回の裁判で政府に勝利した被ばく米兵である。

本稿でジョン・スミザーマンについて詳述する理由はいくつかある。まず、アメリカの公的機関がジョンの疾病が内部被曝によることを否認してきた事実を明るみに出したいからである。それから、アメリカ国内に似たような多数の被ばく者が存在すること、日本の一医療機関による抵抗が少なくとも一例だけ功を奏したことを確認しておきたいこと、さらに、同じ海域で被ばくし、完全に無視されてきた第五福竜丸以外の多数の被ばく漁船の存在に関心を寄せていただきたいからである。

一九八二年、第二回国連特別軍縮総会に参加した私は、ニューヨークに滞在中、「テネシー州ナッシュビルに住むジョン・スミザーマンという被ばく米兵が緊急に会いたいとの依頼あり。連絡されたし」という電話連絡を受けた。早速、ナッシュビルに電話をしたところ、本人は待ちきれなくて今朝、日本へ出発したとの夫人の話。話はそのままになって帰国後、しばらくして、あらためて要請があり、東京のホテルでジョンに会って、驚いた。

車椅子に座った巨漢の両脚は膝から下が切断され、両手はグローブをはめたように腫れ上がっていて、腕も肘から先が丸太のように太かった。

†ジョンの病歴

一九二九年生まれ。一九四七年、十七歳で海軍に入隊、従軍中、七月一日、ビキニ海域でエイブル原爆実験（広島型と同型）に距離約三〇キロメートルの駆逐艦サムナーの甲板上で被ばく、死の灰、小金属片などをTシャツ、パンツ姿で浴びる。爆発直後、艦は爆心海面に入り、ジョンは島に上陸、消火作業に従事し塔上に設置された記録用の自動カメラを回収した。

さらに七月二十五日、原爆の水中爆発実験に参加し、きのこ雲から落下する海水その他の放射性物質を浴びた。十時間後、艦は爆心海面に入り、彼は島に上陸、水を飲み泳いだ。

一カ月後、両側脚関節から下方に浮腫がはじまり、膝下にそれぞれ五、六個ずつ、手掌大の紅斑があらわれた。発熱、疼痛があった。両脚の腫れが悪化し、ホノルル海軍病院に入院して放射線被ばくを訴えたが問題にされなかった。一カ月半、腎炎の治療後、カリフォルニア海軍病院に転院、腎炎の治療をしたが改善せず、海軍を除隊して四カ月後、退院した。

その後はサンフランシスコ、ロサンゼルスなどで保険の仕事に就く。脚の腫れは一進一退で、脚を挙上すると回復したが、次第に回復に時間がかかるようになった。一九七四年、下肢血行不全になり、両側腸骨動脈副側路形成手術をうける。一九七五年、下腹部に激痛、動脈硬化性閉塞で再度、副側路形成手術。一九七六年血栓静脈炎、難治性潰瘍で左下肢を膝上で切断される。翌一九七七年、右下腿も増悪し、膝下で切断される。一九八〇年、左手に浮腫が発現し、急速に増悪する。手指端、手背に廃液管を刺し、上腕から搾乳機で浮腫を押し下げる乱暴な治療をされ、症状は増悪、左前腕から手関節、手背、手掌、全指にリンパ液を集めた結果、左手はグローブ様に腫大し、象皮病様の皮膚となる。一九八二年、左前腕より左手に電撃痛あり、医師より左上腕の切断を告げられる。彼はアメリカでの医療に絶望し、日本で被ばく者医療に経験のある医師の診療を希望して来日した。

希望した広島原爆病院への入院が不可能と分かり、埼玉協同病院に入院することになった。ビザの関係で入院が十日間と制限され、リンパ浮腫の治療は行えず。両下脚切断端の激痛の緩和を主とし、全身の精密検査を行って彼の八回目の不服異議申し立て裁判に対し、彼の疾病が原爆実験の放射線被ばくが原因であるとの診断書の作成に重点をおいた。

アメリカでは激痛に対してモルヒネを使用していたが、当院では鍼灸治療の専門医を招聘して施術を試み、疼痛を有効に抑えることに成功した。同行していたランバート女医に「置き鍼」の実技を教え、資材を託して帰国後も続けるよう指導した。

復員局提出用に作成した診断書は以下のとおりである。

（1）紅斑、リンパ浮腫出現の一〜二カ月前に核実験の死の灰に被ばくした。外部からの被ばくだけでなく、汚染した島の水、誤飲した海水を通して相当量の放射性物質を体内に取り入れ、体内からの内部被曝を受けたと推定される。

（2）成書にはX線、コバルト照射でベータ線の核分裂物質による末梢リンパ管炎が起こることが明記されている。一九四八年の家兎を使った実験、一九六七年の実験で、リンパ節とそれに近接した毛細血管が放射線被ばくによって障害をうけ、リンパ節の濾過機能や微小循環機能に重大な欠陥を生じることが証明されている。

（3）日本の被ばく症例に四肢のみのリンパ障害の報告はないがリンパ肉腫の死亡例は

多い。

（4）両下肢切断の直接原因は動脈硬化症による狭窄とされている。一九七三年に両側外側腸骨動脈バイパス手術を受けており、狭窄症状の発症は三十歳代から四十歳代と推定される。しかし、患者には糖尿病、高血圧症、梅毒などの動脈硬化症促進因子がなく、人種差、生活環境を考慮しても疫学的に見て動脈硬化症の発症が著しく早い。これは、いわゆる、放射線被ばくによる加齢現象として動脈硬化症の進行が早まったと考えられる。

（5）以上の見地から、この症例は最も可能性の高い放射線被ばくの起因性を否定して、先天性リンパ浮腫と診断することは不自然である。

（6）したがって、本症例は放射線被ばくに起因すると思われる四肢慢性リンパ浮腫および、被ばくにより促進されたと推定される動脈硬化性末梢循環不全と考える。

（7）ジョンは帰国後、鍼治療を続け、激痛は緩和していたが帰国の翌年、大腸癌で死亡した。

ちなみに、一九九一年十二月三十日早朝のTBSラジオニュースが、アメリカ復員軍人局ははじめて核実験の責任を認め、被ばく米兵ジョン・スミザーマンの未亡人に対し、およそ六〇〇ドル（約七万四〇〇〇円）の補償金を支払うことを決めたと放送した。退役軍人管理局がそれまでジョンの補償要求を拒否した理由は、第一回……本人は海軍に在籍せず、第二回……在籍したが乗艦は実験海域にいなかった、第三回……海域にいたが被ばくしていなかった、第四回……被ばくしたが乗員のバッジの被ばく線量値は低く、患者の病気は先天性リンパ浮腫である、というものであった。

†スターングラス教授に眼を開かれる

私が低線量放射線という言葉をはじめて知ったのは、一九七六年にアメリカ、ピッツバーグ大学医学部放射線科のスターングラス教授から頂いた"*Low-level radiation*"（邦訳、『死にすぎた赤ん坊――低レベル放射線の恐怖』時事通信社）という教授の著書による。教授は一九五三年のネバダ核実験（サイモン）の放射性降下物（死の灰）が各地に大量に降って、専門家の多大な関心を呼び起こして以降、一九六三年まで続いた大気圏核実験と、スリーマイル島原発事故、サバンナリバー原爆工場事故に代表される核施設の大事故により、空中、水中に放出された低線量放射線の危険性、有害性について、膨大な資料をあげて警告し続けてきた稀有の科学者である。

私は一九七五~七六年、国連に原水爆禁止を要請する国民代表団に参加し、全日本民医連の四名の医師による「広島・長崎の原爆被害とその後遺」という国連事務総長への報告を作成し、当時、対応に苦しんだ被ばく者の「ぶらぶら病症候群」を記載して、世界の専門家によるシンポジウムの日本での開催を要請した。

しかし、ワルトハイム事務総長は日米両国政府が一九六八年に国連に提出した「被ばく者は死ぬべき者は全て死に、現在では病人は一人もいない」との原爆被害報告を理由に、シンポジウム開催要請を拒否した。

代表団はそのような政府報告は全く知らされておらず、報告が事実と違うことをあげてねばり強く交渉し、一年かけて被ばく者の現状報告をつくり、翌年、再度、要請を行って、一九七七年、東京、広島でNGO被ばく問題シンポジウムを開催することに成功し、原爆被害の実相がはじめて世界に報告された。

この二度目の国連要請の際、私はたまたまニューヨークで「中国核実験の影響について」と題したスターングラス教授と政府側学者との対談を間近で聞く機会を得、教授に紹介されて、出版されたばかりの『低線量放射線』を贈られた。

帰国途上の機内でこの本を読んだ私はその内容に一気に引き込まれた。これまで被ばくの体験だけによりかかって、低線量放射線による体内からの被ばくという被害の構図に全く無知だった自分に厳しい反省を強いられた。

スターングラスはこの本のなかで、微量の放射線も、それが体内から放射されると、精子、卵子、胎児、乳児、老人に吸収されて大きな障害を引き起こすこと、さらに我々が鼻や口から摂取する微量の放射性物質が、何代も経た後世の子孫のなかに流産、死産、先天性奇形をはじめ、癌、白血病などの不幸な犠牲者を、加害者不明のまま作り出す可能性を教えている。

最も衝撃を受けたのは、教授が「隠されていた広島の悲劇」という一章をもうけ、当時ABCCが広島・長崎の胎児、乳幼児には先天性奇形などの異常はなかったとした発表は誤りだったと指摘し、理由は、ABCCが死の灰の影響を全く考慮せず、当然、影響のあった地域の住民を比較の対象に選んだことにあると断定していることであった。

†核エネルギー問題に与える影響

広島・長崎で大量殺戮を目的にした原子爆弾が投下され、百万近い地域住民が放射線の影響を受けてから六十年の歳月が経過している。しかし、呼吸や飲食を通じて体内に取り込まれた放射性物質が微妙な放射線を長時間にわたって体内から照射し続け、多数の被ばく者が今日にいたってもその影響に苦しみ、殺され続けている事実はあまりよく知られていない。

原爆爆発と同時に放射された強烈な放射線に被ばくして大量に即死させられた（原爆投下年の年末までの死者を即死として扱っている）体外被爆とは対照的に、六十年かけてゆっくり殺された前者の内部被曝という言葉は、核兵器とその医学的被害に関心を持つ一部の医師の間でようやく使われはじめたに過ぎない。

同じ被ばく者でありながら、内部被曝者が放射線被害問題で常に蚊帳の外におかれてきた理由は、第一に現在の医学が放射線の人体に対する医学的な影響については、生理学的にも病理学的にもまだ殆どが不明のままで、体外被爆、内部被曝を問わず、治療はおろか、診断さえ十分にはできない状態にあること。第二には、原爆を投下したアメリカ政府及び軍部が広島・長崎の被ばく者の受けた医学的な被害をも軍事機密に指定し、本人には被ばくに関する全てに沈黙を命じ、日本の医学、医療関係者には診療以外、核被害に関する調査、研究、学会活動を禁止し、人類史上、初めて発生した大量の放射線被害者集団に対する、専門的、組織的な対応を放棄させたこと。第三に、アメリカのＩＣＲＰがＢＥＩＲ報告Ⅲ～Ⅴ（ＢＥＩＲ報告については一一三頁で詳述）を通じて、「一定しきい値以下の放射線の内部被曝は微量故に人体に無害」という主張を流し続けてきたことにあると筆者は確信している。

原爆製造のマンハッタン計画は一九三九年から始動したが、参画した科学者、医学者のなかに核分裂エネルギーを破壊力として利用（爆弾志向）しようとするグループと、原子炉を通じてエネルギーを取り出そうとするグループが生まれ、後者のなかには放射線分子を体内にいれて殺傷する発想があり、プルトニウムを経口（食事や水にいれて）、注射で与える人体実験が行われたことが報告されている（『プルトニウムファイル』アイリーン・ウェルサム著、渡辺正訳、『原爆はこうして開発された』山崎正勝、日野川静枝編著）。内部被曝は原爆製造の初めから意図されていたのである。

もし、一九四七年に広島・長崎に設立されたアメリカのABCCが診察、検査、死体解剖、臓器の摘出だけでなく、当然、必要な治療まで行っていたなら、日本のその後の被爆者医療は格段に向上し、核エネルギーに対する世界の人々の認識の水準も質的に高まったであろうと考えられる。当時の占領軍当局の被爆者医療に関する圧政は『原爆犯罪』（椎名麻紗枝著、大月書店）に詳述されている。

今まで闇の中に閉ざされていた内部被曝の実相が被爆者の集団訴訟を通じて少しずつ明らかになりはじめた。そして核兵器による被害者（ウラン採掘から核兵器製造関連企業、核燃料輸送、廃棄物処理のあらゆる段階）だけでなく、無害を標榜してきた民間の核関連産業の隠された被ばく者（チェルノブイリ、ハンフォード風下住民など）の実相と相埃って、人類が今後、どのように核エネルギーに対応して行くべきかの道筋を選択する上に有意義な貢献になることを願ってやまない。

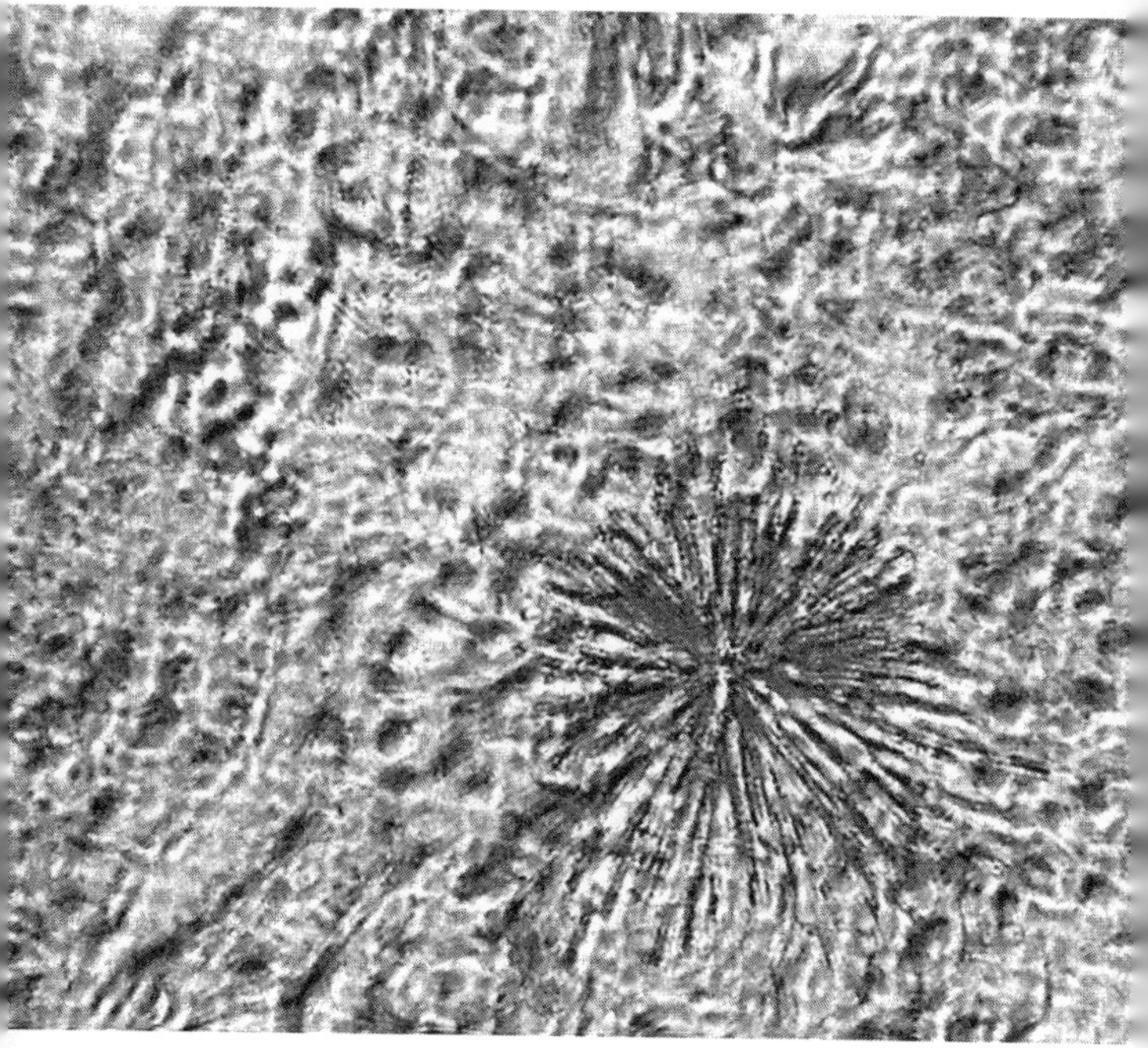

第3章

内部被曝のメカニズム

肺組織中で放射線を出しているプルトニウム粒子
(出所:"*At Work in the Fields of the Bomb*" Robert de Tredici, Harper and Row 1987)

1　放射線の基礎知識

†放射線とは何か

　放射線には色も匂いもなく、肌で感じることもできない。だから、文章でその本態を伝えることは非常に難しい。本章では小学生や中学生にも理解できるように、放射線の性質や働きについてできるだけ分かりやすく解説したいと思う。本章の内容を、少し難しいと感じる読者もおられるだろうが、内部被曝の問題の核心を理解するためには必要となる前提知識である。決して難しい内容ではないので、我慢してお付き合いいただきたい。

　まず、そもそも放射線とは何かについて説明しよう。原爆や水爆の爆発するプロセスから出る放射線（中性子線、ガンマ線）や宇宙からやってくる放射線があるが、ここでは内部被曝の原因となる「放射性埃」から出る放射線について説明しよう。放射線を出す物質を「放射性物質」（放射性原子、放射性同位元素等という言葉も使われる）、放射線を出す能力を「放射能」という。放射線は放射能を持つ原子の原子核から放出される。

①代表的放射線は三種類あって、アルファ線、ベータ線、ガンマ線と呼ばれる。
②アルファ線は空気中で四五ミリメートル、体内では〇・〇四ミリメートルしか飛ばず、物質との相互作用が非常に強く貫通力は弱い。
③ベータ線は飛距離は空気中で約一メートル、体内では約一センチメートルである。
④ガンマ線はエネルギーの大きいエックス線の一種で、物質との相互作用が弱く貫通力が大きい。体外からの被曝の主役である。

†二つの被ばく

放射線による被害を考える場合、原爆の爆発時、爆弾から放射された放射線がからだを貫通するいわゆる、「体外被爆（直接被爆）」と、空中に放出されて空中、水中、地表に残留する放射性物質が鼻、口、皮膚から体内に入り、その存在を確認することができないほど微量の放射性物質が長期にわたって体内から放射し続ける放射線による「内部被曝」の二つが問題になる。

①身体の外部からの被ばく――体外被爆

体外に放射線を発射する源があって、身体の外から飛んでくる放射線に被ばくする場合を指す。われわれが病院や診療所で受けるレントゲン検査と放射線治療で受けるのは体外被爆であるが、この場合は使用する放射線量が人体に危険のない安全な範囲に調整されている。照射する線量が高すぎる（多すぎる）と人体に障害を与え、最悪の場合は死に到らしめるからである。

一九四五年八月六日と九日に広島・長崎に投下されたウラン爆弾（広島）、プルトニウム爆弾（長崎）が爆発と同時に放射した大量の放射線（中性子とガンマ線）は体外から市民や兵士のからだを貫通し、すべての内臓、諸臓器を一瞬に障害して原爆症を発病させ、短時間のうちに死亡させた。同時に、中性子の衝突によって放射性物質に変わった地表の諸物質からの誘導放射線も生き残った者に影響を与え、障害を重複させた。

②身体の内部からの被ばく——内部被曝

爆発し形成された火球の中で形成された放射性物質からなる微粒子は、水分子を、雲や雨粒に凝結させ、広範な地域に飛散し地上に降下する。一部はいわゆる「黒い雨」となって降下し、雨滴に触れた者に放射能障害を与える。また、空中、水中に浮遊し、食物の表面に付着した放射性物質は呼吸、飲水、食事を通じて体内に摂取されて放射線を発しながら肺と胃から血液に運ばれ、全身のどこかの組織に沈着し、アルファ線、ベータ線などを長時間、放射し続ける。そのため、体細胞が傷つけられて慢性の疾病をゆっくり進行させ、

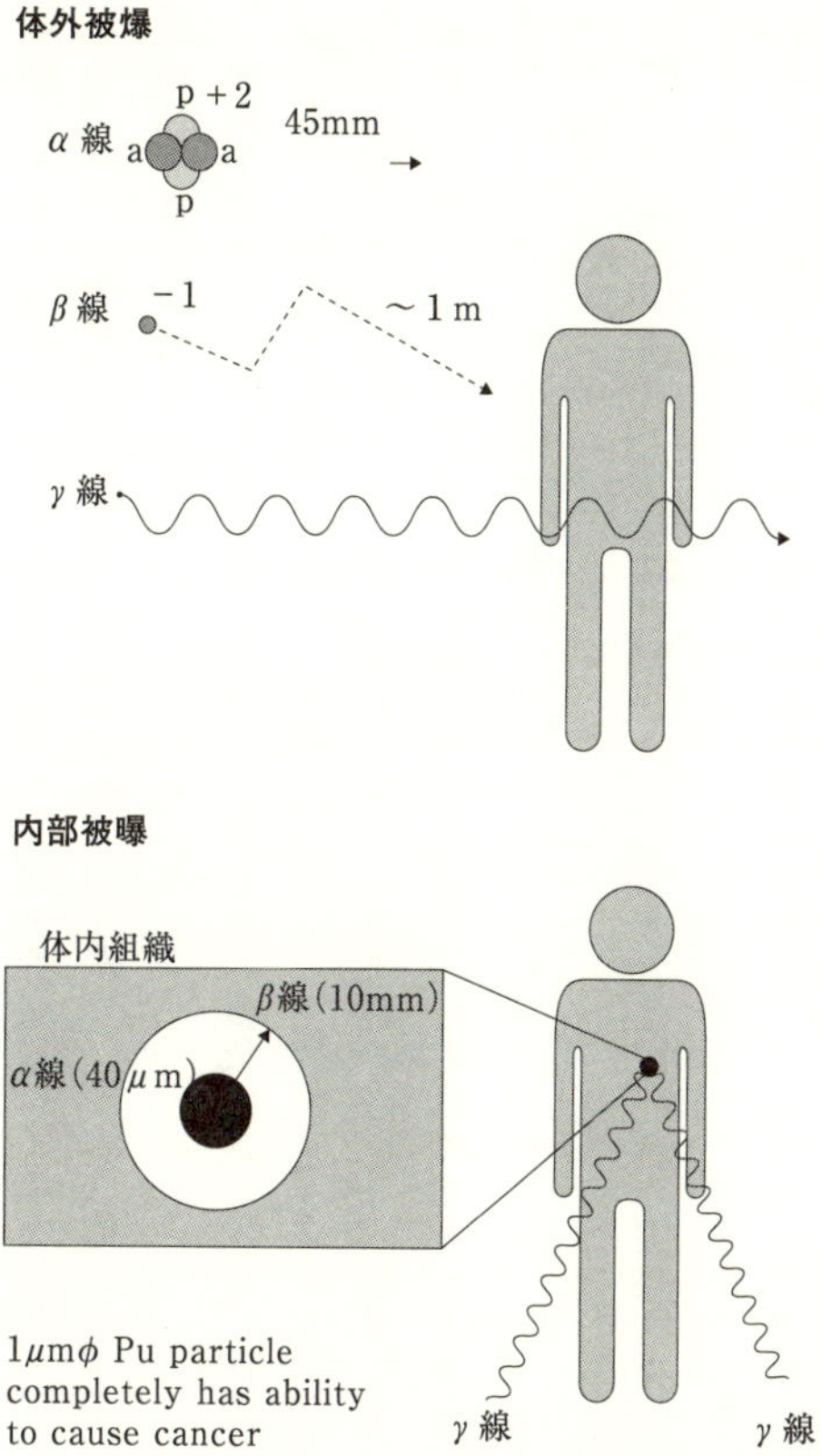

（原図 矢ヶ崎克馬）

図１　内部被曝と体外被爆

また、生殖細胞が傷つけられて子孫に遺伝障害を残した。

このような被ばくを内部被曝といい、これまで、アメリカの被ばく米兵と復員軍人局の補償をめぐる論争のなかで、また広島・長崎の原爆被ばく者と厚生省の認定をめぐる論争（被ばく者の疾病が放射線起因であるか否か）のなかで、その人体に対する有害性をめぐって争われてきた課題である。

加害者側は、被害を与えるのは体外からの高線量放射線だけで、体内に入った放射性物質からの放射線は低線量（微量）であり、被害は一切無視できると主張する。被害者側は、内部被曝は体外被爆と全く異なるメカニズムで細胞を破壊し、微量でも重大な被害が起こると訴えている。それを裏付ける研究が数多く報告されており、また、世界的規模での核実験および諸々の核施設の内外に発生している膨大な被ばく者の数がこれを証明していると主張している。

内部被曝の問題は、放射線被害をめぐる加害者と被害者の国際的な規模での論争の焦点である。現在も「科学的根拠がない」として、被害者への補償が全くされていない現実がある。この論争に終止符をうつためには内部被曝のメカニズムそのものの解明が必要とされるが、内部被曝に関する研究の成果がなかなか認められない複雑な事情、そして技術的な困難が横たわっている。

核兵器廃絶運動が「核兵器は戦争を抑止する」という抑止論を克服できないのは、内部被曝への無知と無理解と無関心が根源ではないかと筆者は考えている。

†被ばくとは放射線を浴びること

放射線は、高速で発射される物質：アルファ線（ヘリウム原子核）とベータ線（電子）と高エネルギーの光（ガンマ線）である。この放射線を浴びることを被曝するという。

放射線の物質との相互作用は、物質を構成する原子の電子を吹き飛ばすことであり、これを「電離」という。電離はＤＮＡ等の分子を切断する。アルファ線とベータ線は物質との相互作用が大きく高密度で電離を行い、射程距離が短い。内部被曝では大きな被曝被害を与える。ガンマ線は物質との相互作用が小さいのでまばらに電離を行い、透過力が大きい。放射性物質からの体外被爆はガンマ線が主といえる。最近の分子生物学の進歩によって電離作用が細胞等に影響する仕方が解明されつつある。

†放射線の単位

放射線の強さや量を表す単位は、これまでいろいろと変わってきたので、私たちを混乱させる原因になっていた。ここで分かりやすく整理しておこう。

①ベクレル（旧単位はキュリー）

放射線を出す激しさを表す単位で、一秒あたりに出る放射線の数を表す。毎秒一個の放射線を出す割合を一ベクレルという。

放射性物質はアルファ線やベータ線を出しながら別の物質へと変化する。これが崩壊である。たとえば、プルトニウムは何回もアルファ線（時にはベータ線）を出し次々と別の物質になって、最終的には鉛になる。放射線は原子核から出て放射線を出すと、別の物質になるので元の物質は減少する。元の量の半分になるまでの時間を半減期という。プルトニウムの半減期は二万四〇〇〇年である。

②グレイ（旧単位はラド）

放射線の量を測る単位で吸収線量ともいう。放射線が物質に衝突した時、そのエネルギーがどれだけ物質に吸収されたかを示す値である。電離を行うことによってエネルギーは吸収される。一グレイは、物質一キログラム当たり一ジュールのエネルギーを吸収した時の線量。一ジュールは一ワットの電力を一秒間使用したときのエネルギーで、〇・二四カロリーに相当する。

③シーベルト（旧単位はレム）

どれだけ「被ばく」をしたかを測る単位。実効線量。同一の吸収線量でも放射線の種類や放射線のエネルギーにより人体に対する影響が違う。また人間のからだは場所によって放射線への感受性が違う。そのため、それぞれの臓器や組織の感受性を表した数値が定められている。人体が放射線を外部から浴びた時、その吸収量が同じでも、放射線の種類や浴びた臓器によって影響が異なる。このような違いを考慮して計算された「被ばく」量の単位がシーベルトである。

放射線の強さは通常、たとえば毎時、三ミリシーベルトというように、どれだけの時間浴びたかということもあわせて計算される。毎時一〇ミリシーベルトの放射線が存在する場所に三十分間いた場合、浴びた放射線の量は五ミリシーベルトになる。様々なデータから、人間が被ばく後、三十日以内に半数が死ぬ被ばく量は四シーベルトと推定されている。七シーベルトでは一〇〇パーセントが死亡する。

ここで強調しておかなければならないのは、以上のモデルの場合、人間の肉体を直径三〇センチメートルの肉球と仮定し、放射線はすべて外部から浴びると仮定されており、体内からの被ばくは全く考慮されていないことである。また、シーベルトに関しては計器によって測定できる値ではなく、過去の研究に基づいて計算される。その計算は実は仮定で成り立っており、その仮定がどこまで現実と合致しているのか、実はいまだによく分かっていないのだ。内部被曝を正確に測る計器はまだ存在していないこともあまり知られていないない。

†自然放射線と人工放射線の違い

人類は微量な自然放射線の充満する宇宙に住んできた。誰一人、この環境から逃れ出ることはできない。核を擁護する者たちはこの脅威を見くびってきた。たとえば、インドのケララ州の自然放射線はスイスの内陸部の一〇倍もある。インドのナヤール博士はケララ州の自然放射線レベルの高い地域の土壌を用いて、ムラサキツユクサのオシベの細胞が突然変異を起こすかどうか実験を行った。結果、突然変異頻度が自然放射線量に対応して上昇することを確かめ、一九七〇年に報告している。しかし、ケララの住民にどんな被害が起こったかは一度も調査されてこなかった。

また、超高空を飛ぶジェット機の乗員はかなり高線量の自然宇宙放射線に被ばくするが、染色体異常やメラノーマという皮膚癌、そして乳癌が増加しているという報告がある。しかし放射線との関係はいまだ特定されていない(1)。自然放射線は、放射線に最も弱い胎児の一〇万人に二人を先天性奇形で殺してきた。しかし、七〇〇〇万年の間、自然放射線とともに生きてきた人類のからだは、それと上手に対応する能力を育て、被害をそれ以上に増加させてはこなかった。ところが、工場で生産される人工放射線は人類が自然放射線との間に結んできたルールに関係なく、気ままに行動し、同じ微量でも細胞に致命的な影響を与え得る危険を絶えず持っている。人類は七〇〇万年の進化の過程で、地上に存在する放射線量に適応してきた。つまり、自然界放射線を出す物質を体内で認知し、体外に排出するというメカニズムを持ったのである。ところが、人工の放射性物質は六十年ぐらい前に突然現れ、人体にとっては全く未知の物質である。しかも、自然界のミネラルや金属と非常によく似ているので、人体は間違えて体内に取り込み、新陳代謝のメカニズムに混乱を起こしてしまう。人体は微量元素を濃縮する作用と機構を持っているので、本来なら栄養を吸収するメカニズムが放射性物質を濃縮する結果となってしまう。

†人工放射線は体内の特定器管に集中、濃縮される性質を持つ

人工放射性物質であるヨウ素131は甲状腺へ濃縮される。一九五三年のネバダ核実験の際、風下で大量に死んだ羊の甲状腺から人体の許容基準の二五〇〜一〇〇〇倍も高濃度のヨウ素131が検出されたが、一九七九年まで機密扱いにされた。また、ストロンチウム90は骨に沈着して最も排出されにくいことで知られている。このことについては一九四三年、原爆製造中のマンハッタン計画の中枢で、中心的な科学者のエンリコ・フェルミが主任のオッペンハイマーに「ヒットラーに原爆製造を思い留まらせるには放射性物質を

ドイツの小麦畑に蒔くのが効果的だ」と話した時、オッペンハイマーが「それには骨に沈着して離れにくいストロンチウム９０が一番よい。ただし、五〇万人を殺せる確信ができるまではやめた方がいい」と答えたという話が残っている。(2)

現在、人工の放射性物質はそれぞれに決まった臓器に集中して蓄積される性質があることが明らかにされている。これを「臓器親和性」という。ストロンチウム９０は主に骨に沈着し、造血機能を破壊して白血病を引き起こす元凶になる。セシウム１３７は骨、肝臓、腎臓、肺、筋肉に多く沈着する。ヨウ素１３１は甲状腺に集まり、甲状腺機能障害、甲状腺癌を引き起こす。このヨウ素に関しては空気中から植物体内に二〇〇〜一〇〇〇万倍にも濃縮されることが分かっている。ミルクの中には六二万倍に濃縮される。他方、トリチウムの場合は全身の臓器に、コバルトも全身に（一部は肺に）沈着する。

体外被爆の線量の計測は主に熱蛍光線量計という計器が使われ、空中にあるガンマ線だけが測られる。空中に浮遊している放射性物質から出されるガンマ線はどんなに微量でも、生命体の中で濃縮されることによって被ばく線量は飛躍的に増大する。このような生体内濃縮による被ばくの危険は一般市民に十分知らされていない。かえって、自然の放射線があるのだから、人工のものも人体にとって大丈夫であるというキャンペーンが行われている。

たとえば、毎日、数十人がアクセスする経済産業省のホームページ、「原子力情報なび」では次のように説明されている。

内部被ばく（食物や呼吸等により体内に入った放射性物質による被ばく）も、外部被ばく（体外にある種々の放射線源からの被ばく）も、受ける放射線量の値が同じであれば影響も同じです。

人間が自然界から受けている外部被ばくは、一年間で宇宙線から約〇・三九ミリシーベルト、大地からは約〇・四八ミリシーベルトです。食物等を通じて体内に入ったカリウム等による内部被ばくは約〇・二九ミリシーベルトです。この他にも空気中のラドンなどの吸入によって平均約一・二六ミリシーベルト程度の放射線を受けています。(3)

日本人の場合、一般に成人の体内に存在しているカリウム４０の放射能の総量は、約四〇〇〇ベクレルである。だから、「ほら、人間の体内にはもともと放射能があるのですよ、怖がる必要はありません」と言われている。

しかし、放射線の生物に与える影響を研究する遺伝学者は「カリウムの代謝は早く、どんな生物もカリウム濃度をほぼ一定に保つ機能をもっているため、カリウム四〇が体内に蓄積することはない」「カリウムを蓄積するような生物がかりに現れたとしても、蓄積部位の体内被曝が大きくなり、そのような生物は不利を負うことになるから、進化の途上で淘汰されたであろう」と述べている。(4)

前出のような公共性の高いホームページ上においてすら体外被爆と内部被曝、自然放射線と人工放射線の情報が正しく伝えられていないのだ。

アイリーン・ウェルサム著の『プルトニウムファイル』は、原爆投下の四カ月前、プルトニウムを人体に注射する人体実験がアメリカで行われていたことを暴いているし、『原爆はこうして開発された』(山崎正勝、日野川静枝編著)もマンハッタン計画中に各種の人体実験が行われたことを記述している。内部被曝のメカニズムは動物ではなく、まさに人体でやってみなければ最終的には分からないからである。

内部被曝による放射線障害は原爆使用者側にはその経験から既定の事実であった。にもかかわらず、アメリカが被ばく者に厳しい緘口令まで敷いて原爆被害の実相を世界に対して隠蔽したのは、ソ連に対して核兵器の秘密を守るためというよりは、低線量放射線による内部被曝の恐怖を「知っていたが故の隠蔽」だったに違いないと私は思っている。

†放射線は巨大なエネルギーを持つ

残留放射線の体外からの影響が微弱であり、無視できる低線量の放射線であり影響がないとされる根拠は、放射性物質の飛距離（アルファ線が約〇・一ミリメートル、ベータ線が約一センチメートル）が短く、しかも皮膚を透過する力がないからだとされる。しかし、いったん体内に取り込まれると半径一ミリメートルの射程距離内には直径七～八ミクロンの細胞は少なくとも三〇～五〇個はゆうに存在し得る。当然、アルファ、ベータの両放射線はこれらの細胞に到達できる。

そしてこの細胞のすぐそばで発射される放射線とはいったいどのような存在なのか。

人間の肉体の生命活動を作り出す細胞内の新陳代謝活動は、酸素、水素、窒素、炭素など多数の分子が行う化学反応によって維持されているが、そのエネルギーはすべて電子ボルトという単位で表される。これに対して放射性物質の持つエネルギーは一〇〇万倍のメガ電子ボルトで表すほど桁違いに大きい。低線量放射線が体内から放射されると、重大な障害を引き起こすのは、一〇〇万倍もの桁違いに大きいエネルギーによるといわれている。

従来では生体内では〇・二五～七・九電子ボルトという小さな単位のエネルギーがやりとりされている。ところが細胞内に飛び込んでくる放射性物質、たとえば、広島原爆のウラン235が放出するアルファ線は一個の粒子が四二〇万電子ボルトのエネルギーを持って新陳代謝の中へ割り込んでくる。

たとえるならば、互いに数十円単位で取引している小さな市場に、数百万円の取引をする大商社が乗り込んでくるようなもので、市場は戸惑い、混乱し、取引は目茶滅茶になる。放射線の内部被曝は、線量がどんなに微量でも大きな被害を引き起こすのは、放射性物質が桁違いに大きなエネルギーを持っているからである。

しかも、これらの放射線は至近距離から発射されている。たとえばガンマ線を出す核物質の場合、放射線の強さは距離の二乗に反比例する。ある臓器から五メートル離れた位置にある時と五センチメートルの部位に沈着した場合を比較すれば、この臓器が受ける線量は一万倍に増えてしまう。

†「少しの放射線は心配無用」説

アメリカ政府は原爆の実相、そして内部被曝に関して明らかな隠蔽工作を行ったが、多くの著名な科学者もまた微量放射線による被ばくは安全であるというメッセージを今も発し続けている。

大阪大学名誉教授で、近畿大学原子力研究所特別研究員である近藤宗平氏の『人は放射

線になぜ弱いか　第3版——少しの放射線は心配無用』には、次のように記されている。

> チェルノブイリ事故で放出された放射性セシウム一三七は、ベータ線を発射した直後、ガンマ線を発射する。（図Ⅲ6）細かく見れば、放射性カリウムとちがう点がある。放射性元素はどれも少しずつちがう。しかし、そのちがいはたいしたことはない。自然放射性元素も人工的につくった死の灰も、同じ仕組みで生体に作用する〔傍点は引用者〕。だから、いろんな種類の死の灰があって、その放射能の強さがちがっていても、それを被ばく量単位ラドかグレイに換算することが、大事である。ラド単位で表せば、馴染《なじ》み深いX線やガンマ線を同じラド量だけ被ばくしたのと、同じ放射線影響がおこる。つまり、原発事故の影響も、X線やガンマ線の影響の知識があれば、正しく予測できる。原発放射能を特別に怖がる必要はない。[5]

ここでも自然放射性物質と人工放射性物質を同じものだと強調している。人工放射性物質が体内に取り込まれ、濃縮され、ベータ線やアルファ線を出す可能性は無視されている。

†人体の細胞修復機能

微量放射線の内部被曝の影響が過小評価されてきた大きな理由の一つに人間が持っている遺伝子修復能力がある。

放射線がＤＮＡ（デオキシリボ核酸）を直撃して、ＤＮＡ損傷を起こすことは知られている。ＤＮＡは糖とリン酸が交互に並んでできている鎖が二本、互いに右巻きにまきあっている鎖である。この鎖の切断と、ＤＮＡを構成する四つの物質（塩基）が損傷することの二つのケースが想定されている。しかし、ＤＮＡには非常に優れた修復機能があって、そのような損傷が起きてもすみやかに修復され、修復されなければその細胞が死ぬとされている。誤って修復されないか、あるいは誤って修復された時にのみ、突然変異が起こる可能性が生じる。

ＤＮＡにつけられた傷、突然変異が癌に発展するには、その突然変異を促進し、刺激する因子が働く必要がある。このような癌へ移行するために必要とされるプロセスの複雑なメカニズムが内部被曝を解明する障害となっている。あまりにも多様な因子が考えられるため、放射線による影響だけを特定することが非常に困難になる。また、このようなメカニズムがあるので癌が発症するまでに時間がかかる（晩発性）。「時間」もまた内部被曝のメカニズムを分かりにくくさせている一因である。

ここで二つの問題提起ができる。一つ目は、体外被爆であればそれはガンマ線であり、強い貫通力で身体を突き抜ける一回だけの被ばくと考えられる。それであれば傷ついたDNAが修復する可能性は十分にある。しかし、体内に取り込まれた放射性物質から放射線が放射され続ける場合どうなのだろうか。

二つ目は、人間の細胞が場所によって分裂の速度が違うことである。生殖腺や造血組織(骨髄)、それに胎児は細胞分裂の速度が速い。これら、細胞が若返りを必要とする器官では非常に早いサイクルで細胞分裂を繰り返す。すると、被ばくした細胞の微小な傷の修復が追いつかないまま、細胞が複製され、細胞分裂のたびに自然拡大する可能性がある。これが突然変異の原因となる。これもまた体外被爆と内部被曝では違うのではないか。

以上の二つの命題は本書が提起する問題の核心であり、内部被曝がもたらすインパクトが、人間の持っているDNA修復能力にどう影響を与えるかという課題である。

放射性物質が体内に入って起きる被ばくは、もし微量であるならば、前にも述べたように人間が本来もっている防御機能が働いて無害となるとされてきた。この「微量な放射線なら大丈夫」という神話への挑戦が、まさに本書の真髄である。

2

内部被曝の危険について

†ペトカウの実験

放射線の人体に対する影響の医学的な解明を阻んでいた壁の一つは、放射線に対する細胞膜の強大な障壁だった。アブラム・ペトカウは一九七二年、マニトバにあるカナダ原子力委員会のホワイトシェル研究所で全くの偶然から、ノーベル賞に匹敵する次のような大発見をした。即ち、「液体の中に置かれた細胞は、高線量放射線による頻回の反復放射よりも、低線量放射線を長時間、放射することによって容易に細胞膜を破壊することができる」ことを実験で確かめたのである。ペトカウは牛の脳から抽出した燐脂質でつくった細胞膜モデルに放射線を照射して、どのくらいの線量で膜を破壊できるかの実験をしていた。この実験によれば、「細胞膜を破壊するにはX線の大装置から毎分二六〇ミリシーベルトで、全量三五シーベルトの高線量率照射が必要だった」(ラルフ・グロイブ、アーネスト・スターングラス『人間と環境への低レベル放射能の脅威』あけび書房、一二九頁)という。

ところが実験を繰り返すうち、誤って試験材料を少量の放射性ナトリウム22が混じった水の中に落としてしまった。燐脂質の膜は　〇・〇〇〇〇一シーベルト／分の放射線をうけ、全量〇・〇〇七シーベルトを十二分間被ばくして破壊されてしまった。彼は何度も同じ実験を繰り返してその都度、同じ結果を得た。そして、放射時間を長く延ばせば延ばすほど、細胞膜破壊に必要な放射線量が少なくて済むことを確かめた。こうして、「長時間、低線量放射線を照射する方が、高線量放射線を瞬間放射するよりたやすく細胞膜を破壊する」ことが、確かな根拠を持って証明されたのである。これが、これまでの考えを一八〇度転換させた「ペトカウ効果」と呼ばれる学説である。

†液体内での放射線の影響

人体の細胞は全て体液という液体に包まれている。体内で放射されるアルファ線、ベータ線などの低線量放射線は体液中に浮遊する酸素分子に衝突して、電気を帯びた活性酸素に変化させる。荷電して有害になった活性酸素は、電気的エネルギーで内部を守っている細胞膜を破壊し、大きな穴を開ける。

その穴から放射性物質が細胞内に飛び込み、細胞内で行われている新陳代謝（命を作る活動）を混乱させ、細胞核の中にある遺伝子に傷をつける。遺伝子を傷つけられた細胞が

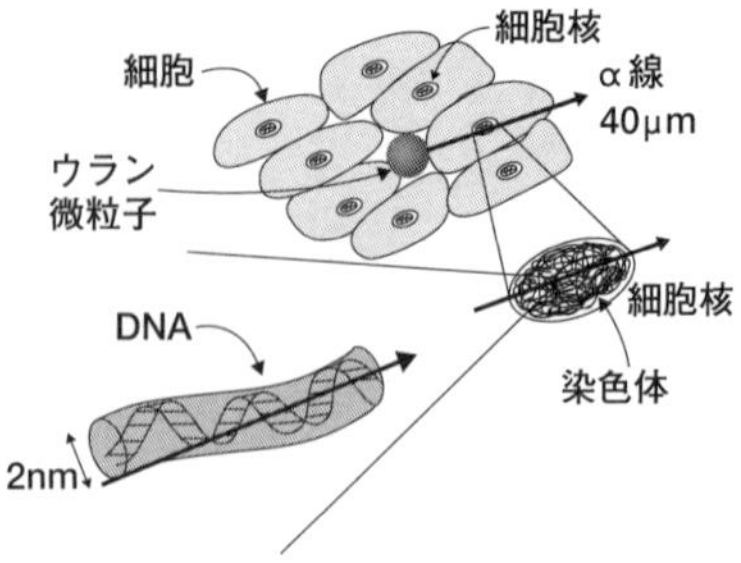

図2　DNAを損傷するα線

死ねば何事も起こらないが、生き延びると細胞は分裂して、同じところに同じ傷を持つ細胞が新しく生まれる。分裂は繰り返され、内臓組織は細胞がたえず生まれ変わって生き続けるが、傷もそのまま受け継がれ、何かの機会に突然変異を起こす。細胞が内臓、諸臓器を構成する体細胞なら白血病、癌、血液疾患などの重篤な慢性疾患を起こして死に至らしめる。

また、生殖に関わる細胞なら代々、子孫の生殖細胞に傷が受け継がれ、何代目かの子孫に障害を発生させる。これがペトカウ効果説に導かれた低線量放射線の内部被曝の実相である。

†低線量放射線が高線量放射線より危険な理由

前述したように、放射性物質が酸素の溶け込んだ体液の中で酸素分子に衝突し、電気を帯びた毒性の高い活性酸素を作り出す（＝フリーラジカル化）。これはよく知られた事実である。フリーラジカルは数が少ないほど、細胞を損傷する力が大きくなる。それはフリー

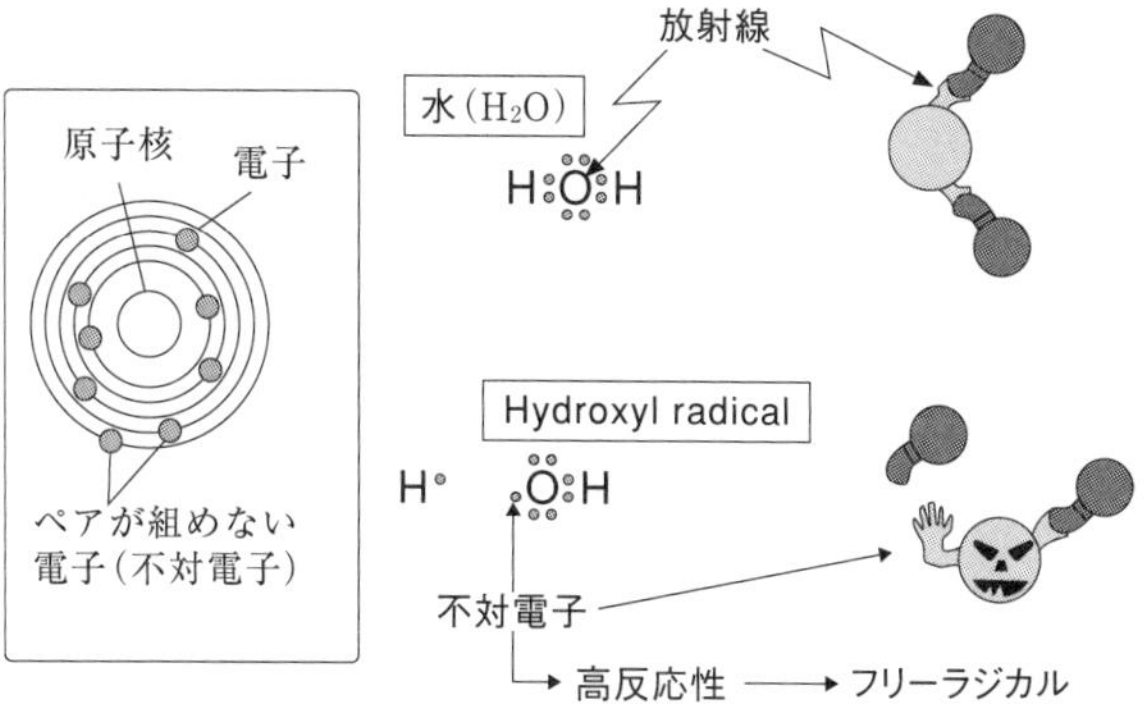

図3　フリーラジカル化

ラジカルが多いと互いにぶつかり合って、もとの普通の酸素分子に戻って非活性化し、細胞膜を破壊し得なくなるからである。

　アメリカ、ピッツバーグ大学医学部放射線科教授アーネスト・スターングラス教授はこのことを「高線量放射線によって限られた空間に大量のフリーラジカルが作られると、狭い部屋にいっぱい入っている人が、何か事が起こって一斉に出口に殺到して互いにひしめき合い、ぶつかり合って活性がなくなるのに似ている」と説明している。その点、低線量放射線は少数のフリーラジカルしか作らないので、それぞれが充分に活性化された力で細胞膜を破壊し、障害を与えることになる。フリーラジカルは最近、一般的な癌の発症と関係のある活性酸素として知られている。

細胞膜にはさまざまのものがある。細胞を包む細胞膜をはじめとして、細胞質内の小器官であるミトコンドリアやミクロゾームを形成する膜、そして、単純な細胞である赤血球膜がある。

こうした膜が、一般に脂質の二重層を持っているのはよく知られているが、この脂質の主成分が不飽和脂肪酸で、これが活性酸素の攻撃を受けると、容易に脂質ラジカルに変身する。これが脂質の過酸化（lipid peroxidation）であり、生命現象に欠くことの出来ない大切な膜のダメージは、病気との係わりできわめて重要になっている。(6)

このように現在ではフリーラジカルが細胞膜を破壊し、様々な病気の発症と密接な関係があることは広く知られるようになっている。

発癌という現象は、いわば酸素ラジカルを中心とした内部環境の破綻の結果と定義づけることもできよう。職業癌のような濃厚暴露の場合は別として、一般の人の罹る癌の原因を放射線や発癌物質に求めることは難しいとされている。〔中略〕では何がヒトの癌の決定因子となっているのか。〔中略〕ヒトの癌の大部分を占める偶発癌は、このような生体内ラジカルのアンバランスに由来すると考えられている。(7)

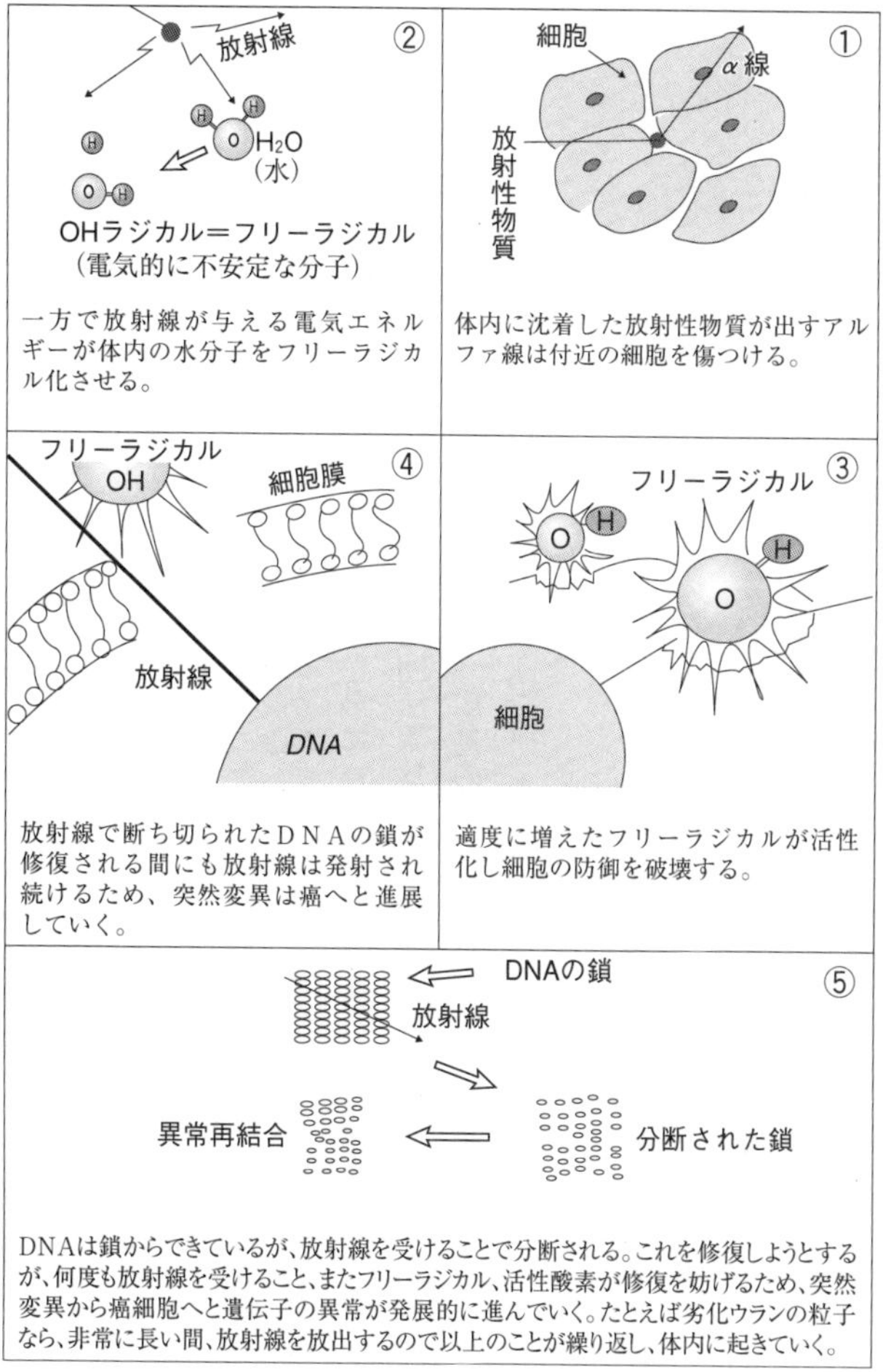

図４　体内での放射性物質のふるまい

ここでは癌の発症に関しては放射線よりもフリーラジカルが関係しているとしている。では、そのフリーラジカルが低線量の放射線によって、作られ、活性化されているとしたらどうだろうか？

また、フリーラジカルが老化を促進することも明らかになっており、老化は免疫力と抗酸化力の低下を促す。これら、フリーラジカルがもたらすとされている身体的影響は現在、被ばく者が訴えている身体的症状とも不思議に一致するのである。

また、ＡＢＣＣの仕事を受け継いだ財団法人放射線影響研究所は放射線の医学的影響に関して世界で最も権威のある組織であり、広島の被ばく者に関する貴重なデータを保持している機関であるが、ここでは以下のような研究が進んでいる。

ニワトリやマウスに腫瘍をつくる能力のあるウイルスの研究から、前癌細胞を癌細胞へと変える決定的な遺伝子の存在が分かってきました。これは発癌遺伝子（oncogene）と呼ばれています。その後の研究により、それらは宿主細胞遺伝子（癌原遺伝子）の突然変異型であることが明らかになりました。そのような癌原遺伝子には様々なものがありますが、それらすべては細胞内で秩序正しく統制されており、細胞が正常に機能するために必要なものです。しかし、実験で分かっているように、電離放射線はこれら遺伝子の機能を変えることができるのです。一つの注目される機序は、電離放射線により遺伝子が切断されることです。切断された癌原遺伝子は、何らかの方法で別の遺伝子と再結合します。この結合が特別な場所で起こると、癌原遺伝子を活性化し、癌遺伝子へと変化させることができます。つまりスイッチが入れられ、「消す」という信号に反応しなくなるのです。癌原遺伝子は通常は細胞の増殖に関係があります。ですから「スイッチを入れる」という信号は、例えば、細胞に増殖をするよう命令することになります。そして「消す」の信号がなければ、細胞は増殖し続けることになります。(8)

このように単純ではないいくつもの間接的な要因で発症する癌に低線量の被ばくが大きな役割を果たしている可能性は高く、研究も進んでいる。たとえ数字となって出てこなくともあるはずだと私は考えている。

†ペトカウ理論の発展

ピッツバーグ大学医学部放射線科のスターングラス教授は、ペトカウ説を基礎として研究をさらに深め、次のような結論に辿りついたという（以下の記述は“Low-Level radiation”による[9]）。

① 放射線の線量が非常に低い低線量域では生物への影響はかえって大きくなる。
② 低線量放射線の健康への危険度はＩＣＲＰが主張する値より大きく、乳児死亡の倍になる線量は四・五ミリシーベルトである。
③ アメリカや中国の核爆発実験の放射性降下物によって乳幼児の死亡率が増加した。
④ 放射性降下物に胎児期被ばくした子供に知能低下（学習適正検査の成績低下）が生じた。
⑤ スリーマイル島原発事故によって放出された放射能によって胎児死亡率が増加した。

このように、スターングラス教授は内部被曝による人体への悪影響を認め、アメリカの核政策を批判している。こうしたスターングラスの議論に対して、アメリカ国内では多くの反論が呈され、その主要なものとしては次のようなものが挙げられる。

① ＢＥＩＲ報告Ｖはペトカウのモデル細胞膜を用いた実験の成果を科学的に認めたが、

モデル細胞膜で起こった放射線損傷が生体の細胞膜でも起こるかどうかは明らかでなく、また、動物実験でも低線量放射線で発癌誘発率が高まるという結果は認められていないので、さらに研究が必要としている。

②核実験の死の灰や原発事故による放射能によって乳児の死亡率が高まったという説に対しては、統計処理に問題があるとか、他の政府機関などの解析ではそのような結果は認められていないと反論している。

③胎児期被ばくと知能低下に関し、一九八〇年代に広島・長崎原爆被ばく者のデータから胎児期被ばくによって知能低下が起こること、その線量関係にはしきい値が認められている（「ICRP1980年勧告」）。したがってスターングラスの仮説は理論的にはありえるが、胎児の被ばく線量が確認されていないので、推測の域をでない。

しかし、広島・長崎で爆発後市内に入市した多数の内部被曝者を長年継続して診てきた私は、彼らの経験したいわゆる「急性症状」と、数カ月から数年、十数年後に彼らに発症したぶらぶら病症候群は、内部被曝による低線量放射線の影響と診るのが最もよく説明できるので、私はペトカウ効果と、それを基盤にしたスターングラスをはじめとする多くの学者、研究者の「低線量放射線有害説」を支持して疑わない。

†「ホルミシス効果」論

また、他方では、低線量放射線であれば、人体に対して悪影響を及ぼさず、それどころか有益であると考える向きもある。そうした考え方は「ホルミシス説」と呼ばれている。「ラドンのような弱い放射線を微量受けることで細胞が刺激を受け身体の細胞を活性化させ毛細血管が拡張し、新陳代謝が向上、免疫力や自然治癒力を高めます。これを放射線のホルミシス効果といいます。

ラドンを吸うと抗酸化機能が高まることが三朝温泉で行われた調査の結果でわかってきました。抗酸化機能とは、老化や生活習慣病の原因と言われる活性化酸素を消去する働きのことで、体内から活性化酸素を消去する抗酸化物質ＳＯＤの働きが活性化するというのです。それによって動脈硬化症などの予防が期待できます」という説である。(10)

前出の近藤宗平氏はその著書『人は放射線になぜ弱いか　第3版――少しの放射線は心配無用』のなかで、「マウスや金魚は、全身に数ラドのX線をあびると、その刺激で放射線抵抗力が向上するようである。なぜなら、この放射線刺激をうけたマウスは、二ヵ月たって、大量被ばくしたとき、ふつうのマウスより、有意に高い生存率を示すからである。金魚では、微量放射線で刺激してから、六時間後に大量被ばくしたとき、その生存率がふつうの金魚より向上したと、報告されている。〔中略〕放射線のホルミシス効果は、「生物の環境適応力」が、放射線の刺激で上昇するため、という考えが有力である。〔中略〕放射線は微量でも毒だと信じている人が多いが、微量なら、放射線は毒でない証拠がある。ヒトから微生物まで、それぞれがすばらしい生命力をもっている事実を、素直に自分の目で見てもらいたい」と述べている。

近藤氏のこの著作は多くの人々が引用し、影響力を持っているが、この説は「放射線にはしきい値があり、微量放射線は有益」という立場にたっている。

†放射線に「しきい値」はない

原子力は、二つの間違いを見落としたまま開発され、利用されてきた。一つは「放射線の量がある一定量以下（しきい値以下）であれば人体に全く危険はない」という考え方であり、もう一つは、「自然に存在する放射線の核種も人工で作り出した放射線の核種も、人体に与える影響は全く同じである」という考え方である。

以下に日本政府のしきい値に対する公式的な考え方を引用しておく。

確定的影響・確率的影響

確定的影響にはしきい線量が存在し、しきい線量を超えて被ばくした時にだけ影響が現れます。確率的影響にはしきい線量が存在せず、被ばくした線量が大きくなるほど発生する確率が大きくなると仮定されています。確率的影響にはガンと遺伝的影響があります。

被ばくの量と健康影響の関係

確定的影響は、しきい線量を超えて被ばくした際に現れます。現在までの知見でしきい線量の最も低い臓器は男性の生殖腺で、一五〇ミリシーベルト以上の放射線を受けると一時的な不妊が生じると言われています。また、全身に五〇〇ミリシーベルト以上の放射線を受けると、一時的に末梢血液中のリンパ球の減少が認められます。

一方、確率的影響は、しきい線量がなく、被ばくした線量が増えるに従い発生する確率が増加すると仮定されています。この仮定に基づくと、低い線量でも影響が発生することになりますが、広島・長崎の原爆で被爆された方々（約九万人）に対する長期間の調査において、五〇ミリシーベルト以下の線量では統計的にガンによる過剰死亡は検出されていません。また、ガンの原因は一つではなく、多くの要因（例えばタバコや食事など）が長年にわたって積み重なって起こると考えられています。したが

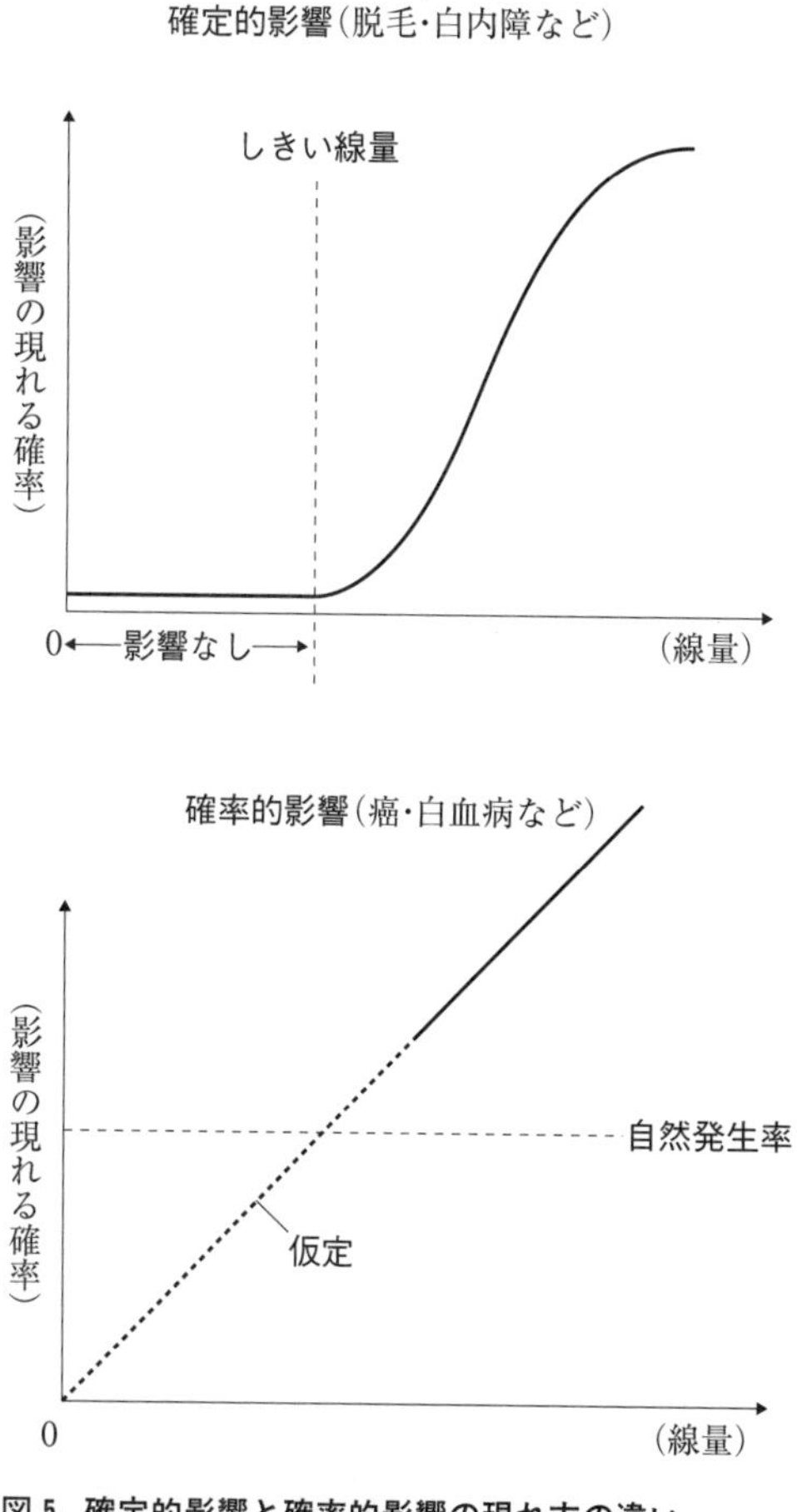

図 5　確定的影響と確率的影響の現れ方の違い

（出所）核燃料サイクル開発機構のホームページ
http://www.ricotti.jp/risknavi/box/nuclear2.html

って、多くの場合、ガンについてそれが放射線によるものかどうかの識別は困難であり、各個人に発生したガンが放射線によるものかどうかの確認は出来ません。[11]

これに対し、ICRPは「BEIR報告V（一九九〇）」で「低線量放射線の発癌反応にしきい値があるという考えを支持しない」「ホルミシス効果と呼ばれる実験データは低線量における統計解析が困難なため結論が出ていない。多くのデータが癌、または遺伝的影響以外の生物学的影響についてのものであり、現在入手し得るホルミシスに関するデータは、放射線防護に関して考慮に加えるには十分ではない」としている。（また低線量放射線無害説を固持するICRPに対して）ホルミシス効果に関してはICRPもECRRもほぼ同じ見解である。

低線量放射線内部被曝の有害性を主張して公然と反論しているECRRは、ホルミシス効果に対し二〇〇五年三月四日勧告で「ホルミシス効果はあり得るが中線量（一〇〇シーベルト以上）の線量範囲で現れ、長期的には有害かも知れない。放射線防護の観点からは考慮すべきではない[12]」としている。

筆者も、同じ条件で被ばくした被ばく者が、一方は明らかな急性症状や後遺症を呈したのにもかかわらず、もう一方には診るべき症状が全く現れなかった例を数多く経験し、放射線の人体への影響には明らかに個人差があることを体験的に知っているので、ホルミシス効果を全面的に否定はしない。また癌や白血病の発症だけでなく、脱毛や白内障でもしきい値のない確率的影響を適応すべきだと考えている。それは広島の爆心地から五キロメートル、六キロメートル離れたところに居たにもかかわらず、脱毛を経験している多くの内部被曝者が存在するからである。これらの人々はこれまで調査と統計の対象となることは決してなかった。

†ペトカウ効果は生物組織、人間で確証されてきた

広島・長崎の多数の被ばく者が六十年の時間の経過のなかで示してきた症状、症候群は、在来の医学的知見で説明できないものが非常に多い。ぶらぶら病症候群はその筆頭であろう。また、従来、放射線の影響はないとされてきた五キロメートル、六キロメートルの遠距離被ばく者の急性症状や脱毛も、残留放射線による内部被曝から説明しえる。それに、臨床検査で疾病の存在を証明しえない被ばく者の異様な倦怠感も、低線量放射線の内部被曝による内臓器官の疾病準備状態と捉えれば、おのずと対応が可能になるなど、従来、お手上げだった被ばく者医療に貴重な足場を与えてくれた。

数々の被ばく者の症例と、過去十二年間の多くの科学研究は、間接的な細胞膜の損傷が、

自然放射線、死の灰、原発から放出される放射性物質による平均線量〇・〇一〜〇・一グレイの最小線量でさえ、生物組織に有害であることを示してきた。初期の研究の成果はラルフ・グロイプの *"The Petkau Effect"* によって、下記のように確認されている。[13]

① 細胞内に窒素と一緒に溶け込んでいる酸素を他の元素に置き換えると細胞膜を破壊するのに必要な放射線量は増加する。このことは活性酸素の役割が決定的であることを証明している。

② ポロニウム210を動物の肺に投与した実験で、放射線生物学者のシェラック、ストッケ、スコットらは、ハムスターでは単位線量当たり最小線量で、発癌率が最高に増加することを観察した。

③ ワシントン州、ハンフォード・プルトニウム工場の労働者は、最小限の低線量被曝であったにもかかわらず、一九七七年に高いガンの発生率が見られた。ピッツバーグ大学教授で疫学者のマンキューソ、オックスフォード大学医学部教授スチュワートとニールらの研究者は、放射線被曝労働者の最大許容線量を二〇倍引き下げるよう勧告した。

④ 一九七八年、原子力潜水艦を修理するニューハンプシャーのポーツマス合衆国海軍

造船所労働者の発癌率が最高で、白血病は非被ばく労働者に比べて五・六倍高いことが発見された。

⑤ ブラジルのリオデジャネイロ大学の教授コスタ・リベイロらはトリウムに富んだモノサイト砂地に住む人の血液中に無数の染色体の変化を発見した。調査はモノサイト労働者と地域住民の双方を対象に行われた。十倍に増えた大気中の放射性鉛212は染色体欠損を〇・九%~二・〇%増加させている。ところが十倍に濃縮した放射性鉛212は対照的に、染色体欠損を〇・五七%しか増やしていない。単位線量当たりの大きな影響は低線量時にだけ観測されている。

また、ペトカウ効果は、これまで不明だった低線量放射線による人体への影響を明らかにしつつある。

① ペトカウ効果は病気に対する抵抗を担当する細胞に傷害を与えることを証明した。このことは感染の危険の増加を意味する。子宮内で育ちつつある胎児の免疫組織はまだ十分に発育していないので、特に侵されやすい。

② 低線量の放射線は、最終的には以前に予想もしなかった損傷を起こしてしまう。こ

れにはインフルエンザ、肺炎などの感染症、その他、加齢による病気、即ち、肺気腫、心疾患、甲状腺疾患、糖尿病などが含まれる。発育する胎児への脳障害は特に深刻である。

③死の灰や原発からの放射線に起因する危険の増加を示す多種多様な統計資料が過去にあったが、ペトカウの発見以前はそれらを説明することができなかった。それは、統計に用いた放射線量が食物やミルクや飲料水中に入ったセシウム137、ストロンチウム90と89、ヨウ素131などの、年間わずか〇・一〜一・〇シーベルトの少量の核分裂生成物であり、微量のため人体に影響はないと考えられていたからである。

3 内部被曝の症状

†どんな影響を及ぼすのか

アメリカの医師ドネル・ボードマンは一九四五年以降、一九六三年まで頻繁に続けられた大気圏核実験に動員されて被ばくした多数の被ばく米兵の診療を行って、アメリカ政府が一貫して主張する「兵士の病気は核実験と無関係」という説に対し、放射線起因を主張して闘い続けた数少ない臨床医である。私は彼から貰った“*Radiation Impact*”(放射線の衝撃)という出版予定の原稿を翻訳し、その内容の素晴らしさに驚倒し、感動した。その時以来、彼は私にとって被ばく者医療の得難い教師になったのである。

一九八九年にアメリカ、ニューイングランド地方を遊説して歩いた時、私はボストン近郊のボードマン宅を訪ね、被ばく者医療について話し合った。私は広島・長崎原爆の被ばく者の多くに起こったぶらぶら病症候群を話し、彼は病名のつかない不定愁訴を訴える多くの被ばく米兵がいることを話した。彼は「未完だが、アメリカの若い医師に読ませる低線量放射線被害者の診療の手引書にする」と、タイプで打った“*Radiation Impact*”を差し出し、私はぶらぶら病の記載のある民医連の国連への報告書を差し出した。彼はそれを持って部屋を出て行って、しばらく帰ってこなかった。私は疲れが出てうとうとしていた。

突然、わーっという大声に驚いて目を開くと、ボードマンが私の渡した報告書を高く掲げて、「ここにあった！　私のほしいものが広島にあった！」と声を出しながら部屋に入ってくると、いきなり私に激しく抱きついた。彼は報告書の「原爆ブラブラ病」の項を指差し、「広島の原爆被害に、今までの医学書に記載のなかった「ブ、ラ、ブ、ラ、シンドローム（症候群）」がはっきり書かれている。私はこれがほしかった」となかなか興奮がおさまらなかった。参考のため、報告書のその部分を抜粋して示しておく。

『広島・長崎の原爆被害とその後遺――国連事務総長への報告』

II―2　被害の医学的実態

（2）後障害

（g）原爆ぶらぶら病（当時はまだ症候群とは呼んでいなかった）

原爆症の後障害のうちで、とくに重要と思われるものに「原爆ぶらぶら病」がある。被爆後三十年をこえた今日まで、長期にわたって被爆者を苦しめてきた「原爆ぶらぶら病」の実態は、次のようなものである。

i　被爆前は全く健康で病気ひとつしたことがなかったのに、被爆後はいろいろな病気が重なり、今でもいくつかの内臓系慢性疾患を合併した状態で、わずかなストレスによっても症状の増悪を現わす人びとがある（中・高年齢層に多い）。〔中略〕

ii　簡単な一般検診では異常が発見されないが、体力・抵抗力が弱くて「疲れやすい」「身体がだるい」「根気がない」などの訴えがつづき、人なみに働けないためにまともな職業につけず、家事も十分にやってゆけない人びとがある（若年者・中年者が多い)。
iii 平素、意識してストレスを避けている間は症状が固定しているが、何らかの原因で一度症状が増悪に転ずると、回復しない人びとがある。
iv 病気にかかりやすく、かかると重症化する率が高い人びとがある。
以上に示すように「原爆ぶらぶら病」はその本態が明らかでなく、「被爆者の訴える自覚症状」は、がん固で、ルーチンの検査で異常を発見できないばあいが多い。〔後略〕

†非定型症候群

ボードマンはこの著作の全編を通じて、被ばく米兵を苦しめた低線量放射線障害に力点をおき、それを「非定型症候群」と名づけ、いかなる既往の病名にも当てはまらない多様な主訴、症状があり、「放射線被ばくの経験があって、主訴と症状がどの病名にも一致しない場合、それを低線量放射線障害とすべきである」とまで強調している。

ボードマンは本書のなかで放射線被ばくの分子生物学の項を起こし、高分子蛋白質、フリーラジカル、細胞膜、免疫機構、細胞の「遅れてくる死」について現在の到達点と期待される展望について明快に自説を述べている。フリーラジカルについては「水」と「酸素」の被ばくとの関わりに重点を置き、発癌性とともに、心疾患、肺気腫、脳血管障害との関わりを指摘する先見性を発揮している。また免疫機構については人の有機体の傷つきやすさに着目し、「DNA細砕片が放射線粒子の標的になる」とのニルス・カイ・イェルネ（一九八四年ノーベル生理学医学賞受賞者）の言葉を紹介している。

一九六〇年代に内部被曝に注目し、臨床医でありながら、これだけの先駆的で学術的な活動を行ったボードマンに最高の賛辞をおくりたい。

†歪められる低線量放射線の危険度

スイスの化学者、ラルフ・グロイブは一九九四年の著書 "*The Petkau Effect*" の「科学の陰謀と操作」の項に、「科学者は低線量放射線の危険度を評価するのに、それぞれが異なる線量評価曲線の採用を議論するが、科学的な論点よりもむしろ、経済的、軍事的な面で激しく争われる」と書き、パグウォッシュ会議議長でノーベル平和賞受賞者ジョーゼフ・ロートブラット（ワルシャワ生。英国の物理学者）が一九八一年に雑誌「原子力科学」六月号、七月号に書いた論文を紹介している。

低線量放射線の評価は、二つ以上の有力な勢力の干渉によって左右される。それは、それぞれの理論に依拠し、異なるデータが使用されるからである。不幸なことだが、それは学問的な相違よりも、危険度を算定する基準の選択に膨大な経費が関係し、強力な外界の利害関係がそれを左右する。その最もよい実例はＢＥＩＲ報告Ⅲである。

ＢＥＩＲ委員会とは合衆国国立アカデミー・国立諮問委員会のことである。一九七二年のＢＥＩＲ報告Ⅰは大衆の放射線防護のための手引書として広く受けいれられた（ＡＢＣの広島・長崎の被ばく者調査を使用）。一九七六年に政府は原爆工場や原発で頻発する事故に対応するため、ＢＥＩＲ委員会に新しい報告の作成を求めた。委員会はピッツバーグ大学環境・疫学科のラドフォード教授の下で、一九七九年にＢＥＩＲ報告Ⅲを刊行した。

ところが、政府は、二二人の委員のうち一七人が賛成したＢＥＩＲ報告Ⅲを撤回し、なんの説明もないまま全てを回収し、反対した五人の委員を指名して、癌の危険に関する章の改定を命じ、一九八〇年に修正したＢＥＩＲ報告Ⅲを発表した。修正されたのは低線量放射線による発癌の危険度で、回収された報告の数字が大きく引き下げられていた。最初の報告は癌の発生が一〇万対一六七～五〇一人になる直線が採用されたが、最終報告では一〇万対七七～二二六人の二次曲線が採用されていた。

原子力開発を進めていくために全人類が被るであろう被ばくの犠牲はこのようにして正当化されたのである。

†乳癌死亡増加の原因の隠蔽

一九五〇～八九年の四十年間にアメリカの婦人（白人）の乳癌死亡者が二倍になったことが公表された。その原因の究明を世論から要請された政府は、膨大な統計資料を駆使した調査報告書を作成し、乳癌の増加は「戦後の石油産業、化学産業などの発展による大気と水の汚染など、文明の進展に伴うやむを得ない現象」と説明した。統計学者のJ・M・グールドは報告に使われた統計に不審を抱き、全米三〇五三郡（州の下の行政組織で日本の郡に同じ）が保有する四十年間の乳癌死者数を全てコンピュータに入力し、増加した郡と横ばい並びに減少した郡を分類、調査した。その結果、一三一九の郡が増加し、一七三四の郡が横ばい、または減少しており、乳癌死者数には明らかに地域差のあることが判明した。

グールドはコンピュータを駆使して、増加している一三一九郡に共通する増加要因を探究し、それが郡の所在地と原子炉の距離に相関していることを発見した。即ち、原子炉から一〇〇マイル以内にある郡では乳癌死者数が明らかに増加し、以遠にある郡では横ばい、または減少していたのである。乳癌死者数の地域差を左右していたのは、軍用、民間用を問わず、全米に散在する多数の各種原子炉から排出される低線量放射線だったのである。

一九九六年にグールドはこの調査結果をニューヨークの「四つの壁と八つの窓（Four Walls Eight Windows)」という小さな出版社から『内部の敵』という書名で出版した。書名は、人間を体内からゆっくり破壊する低線量放射線という敵と、データを改ざんしてまでそれを隠蔽し続ける国内の敵を意味している。

※第四刷以降、第3章の内容の一部を修正・削除した。

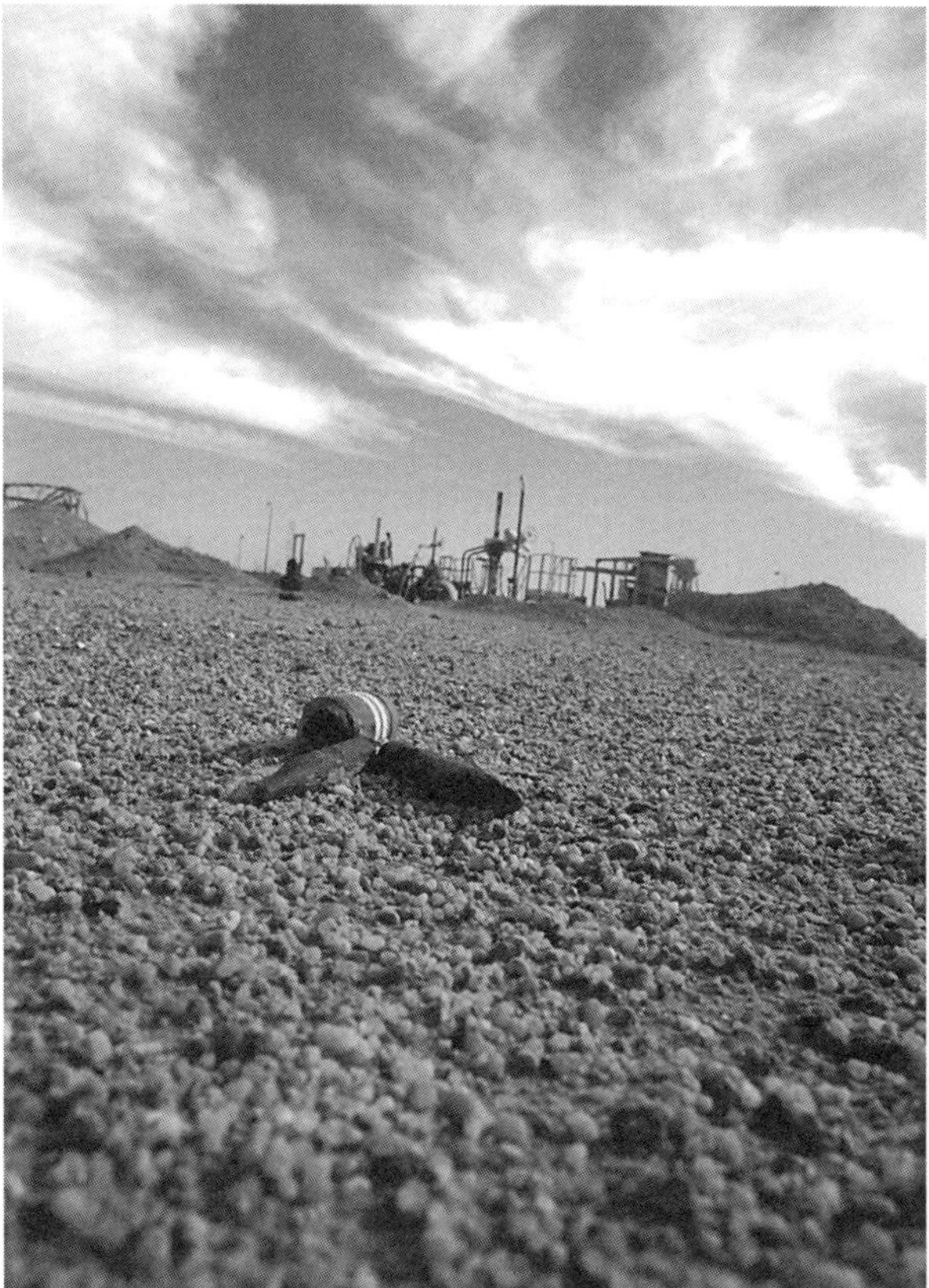

第４章
被ばくは私たちに何をもたらすか

イラクで放置されたままの劣化ウラン弾（写真提供：森住卓）

1　アメリカの被ばく者たち

†破壊の大王、誕生

人類にとって未知の可能性を持つ放射性物質がはじめて人工的に作られたのは、一九四一年、カリフォルニア大学の研究室だった。破壊の大王を意味する「プルートー（Pluto、冥王星）」にちなんで、プルトニウムと名付けられた。

天然ウランを原子炉で核反応させることで、プルトニウムという地球上には存在しなかった人工の核種が作られ、そしてそれが途方もないエネルギーを出す物質であると分かってきた時、おりしもドイツで原爆が製造されているという情報が入ってきた。

アメリカは莫大な予算を投じて、ドイツより先にこの原爆を完成させる事業にとりかかった。それは完全に秘密裏に行われなければならなかった。ニューヨークのマンハッタンに原爆製造チームの事務所が作られ、ここはマンハッタン計画のAと呼ばれた。その後、世界ではじめての大型原子炉が、ワシントン州、シアトルからおよそ三五〇キロメートル東方に広がる砂漠の真ん中に密かに建設された。これはB原子炉と呼ばれた。建設に携わった労働者の数はのべ一三万人。砂漠の真ん中にブームタウンが出現しリッチランドと名付けられた。そして原子炉が立つ場所はハンフォード・エリア、通称「エリア」と呼ばれた。

三年がかりで建設されたこの原子炉が長崎に投下された原爆のプルトニウムを抽出した。この計画を主導した科学者、オッペンハイマーとエンリコ・フェルミはハンフォードで作業をすると必ず、ロス・アラモスのマンドール医師の所で「キレーション」という点滴を受けていた。これは体内の重金属を排出させる治療として知られている。二人は自分たちが被ばく、それも内部被曝していることを知っていたのだ。

そして現在も、この治療はリッチランドの住民に行われている。これは大量のビタミンを配合した点滴治療で、体内のフリーラジカル（活性酸素）を消し、重金属を体外に排出させる効果があるという。

取材した医師、デイビッド・ラクロフは長年患者の毛髪に含まれる重金属のデータを記録していた。そのデータによるとリッチランドの住民の毛髪には重金属の含有量が多いという。心臓の血管が詰まり気味だという理由で治療を受けていた五十四歳の内装業者の男性は、ハンフォードのプルトニウム工場に就職した同級生の多くが癌で死んでしまったと語った。

†安全値を求めて

原爆製造に携わった科学者の関心は、いったいどれだけ被ばくしたら人体に影響があるのかということだった。つまり、原爆製造のその初期段階で既にアメリカの先端科学は内部被曝の安全許容量を課題として抱えていたということだ。そして、その答えを見つけるために、様々な人体実験が行われた。当時、放射性物質を扱っていた科学者の多くが癌で早世しているため、科学者にとっても自分の身を守る重要な課題だったのだ。

人類史上、最大の人体実験ともいわれる広島・長崎への原爆投下があっても、内部被曝そのものに関しては長い間、言及されることはなかった。近年、ようやく内部被曝の存在が注目され、国際放射線防護委員会（ＩＣＲＰ）の見解とヨーロッパの科学者グループ、欧州放射線リスク委員会（ＥＣＲＲ）が出した見解がはっきりと二つに分かれるようになった。前者は内部被曝も体外被爆と同様に許容量を定め、後者は内部被曝の許容量をゼロ以外は安全ではないとしている。

たとえば、たった一粒のプルトニウムが体内に入った場合、ＥＣＲＲは体内で放出されるアルファ放射線がその人間に癌を発症させる可能性は十分にある、というのだ。ちなみに、この一粒はたばこの煙の粒子の二〇分の一の大きさしかない。

ヨーロッパの科学者グループであるECRRが二〇〇三年に公表した報告によると、一九四五年から八九年までに放射線被ばくで亡くなった人の数は六一六〇万人になる。[1] ICRPのこれまでの計算では一一七万人ということになっている。ECRRは現行の国際放射線防護委員会が設定する一般人の許容限度、一ミリシーベルト／年を〇・一ミリシーベルト／年以下に、労働者の限度も五〇ミリシーベルト／年から〇・五ミリシーベルト／年に引き下げるべきだと主張している。もし、これが実現すれば、原発の労働者だけでも一〇〇倍の人員が必要になる計算だ。これによって増加する人件費が原子力産業にとって経済的に見合わないことは明白だろう。

だからこそ、ICRPは「合理的に達成できる限り低く保つ」と許容限度を勧告しているのだ。その許容限度を決めるに当たって次のような考え方を採用している。

① 微量の放射線に当たった場合、細胞が活性化される効果がある（ホルミシス効果）。しかし、このホルミシスと呼ばれる効果は放射線の影響を考慮するときには考えないものとする。

② 放射線には安全と危険を分ける「しきい値」はあるが、発癌と遺伝的影響に関して

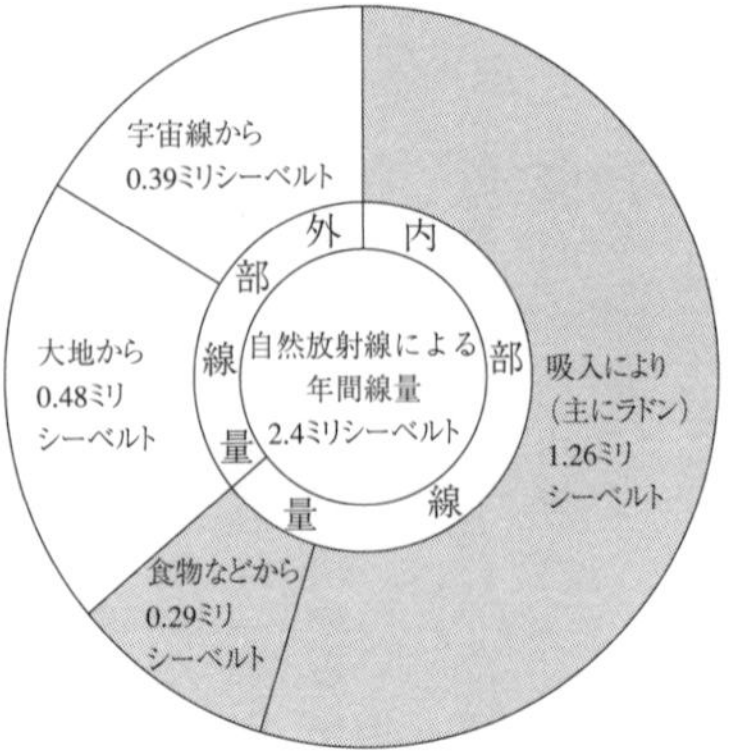

図6　人間が一年に受ける自然放射線
（出所）国連科学委員会

はしきい値はないものとする。

③放射線の線量が同じでも、強い線量をいちどきに受けるよりも弱い線量を長時間で受けるほうが影響は少ないことが知られているが、長時間で受けたものもいちどきで受けたのと同じように扱う。

①に関しては、いまだに論争に決着はついておらず、微量の放射線被ばくがからだに良い影響を与えると主張する科学者が少なからず存在し、原子力を推進する人々にも広く受け入れられている。しかし、これはまだ研究が続けられている段階で結論は出ていない。

図6は国連科学委員会が作成し、人間が自然から受ける放射線についての説明で、これは関係者には広く行きわたっている。体外被爆、内部被曝と合わせて二・四ミリシーベルトを年間受けているとしている。だから、新たに年間で一ミリシーベルト、原子力産業の

労働者なら同じく、年間五〇ミリシーベルトでも安全な被ばく範囲だとしている。②ならば、ゼロ以外は安全でないと言い換えることもできる。③は、弱い線量のほうが安全だとしているが、本書では微量で弱いほうが危険があることの可能性に言及する。

†ICRPの自己矛盾

いまだ世界には、微量な放射性物質が体内に及ぼす影響に関しての定説はない。そこで右記のような姿勢を取ることをICRPは表明しているのだ。ところが、これと矛盾するのは、「確率的影響に関してはしきい値をもうけない」（「ICRP一九九〇年勧告」）としつつ、「全ての放射線被ばくは合理的に達成できる限り低く保つこと」としていることだ。

つまり、正当な社会的便益があり、なおかつ原子力産業の運営に支障がないならば、できるだけ低い線量の放射線被ばくを認めるというのだ。これは個人的な見解でどうにでも解釈できる。そのため、許容限度を客観的な目安として規定しているのだという、つまりこれだけのリスクであれば社会が「容認」できるというわけだ。

では、いったい誰が「容認」しているのか？　それは、常に放射性物質を使う側であって、使われる側では決してなかった。

長期的被ばくについては、毎年一ミリシーベルトの被ばくにより、一万人から一〇万人に一人の割合で、将来のある時点で癌にかかるリスクが付加されることになる。たとえば、現在、三〇代の成人が癌にかかる通常の年間リスクはほぼ二〇〇〇人に一人の割合となる(喫煙者の場合は四〇〇人に一人)。リスク係数に幅があるのは、一シーベルト当たり一〇〇人に一人とするICRPの「公式」見解に対して、それに批判的な人たちによる一〇人に一人という高い値と、加えて、両極の中間を妥当としている著名な研究者たちがいるからである。[2]

右記のような約束事で原子力産業が運営された結果、一九四五年以降、被ばくによって癌で死亡した人間は全世界で一一七万人とされている。

しかし、内部被曝を再評価したECRRの新たな考え方に基づいた計算によると、死亡者数は六一六〇万人に跳ね上がり、そのうち子供が一六〇万人、胎児が一九〇万人となる。[3]これは本当に私たちにとって「容認」できる許容量なのだろうか？　このことこそが今問われているのだ。

内部被曝に関するしきい値を死守することは、アメリカ政府にとって重要な課題であったことは簡単に想像できる。もし、内部被曝の人体に与える影響が明らかになれば、あらゆる核開発の障害になることは確実だった。内部被曝はアメリカ国家の最重要機密になり意図的で巧妙な隠蔽工作が続いてきた理由がここにある。

広島・長崎における原爆の影響は局所的であり、放射能汚染は問題にならない、放射線そのもので死んだ人間の数は少なく、投下後、三、四週間で死ぬべき者は全て死んだなどとアメリカ政府は喧伝し、(4) 放射能の長期にわたる影響を完全にそして公式に否定した。

このようなアメリカ政府の見解は、その後の東西冷戦を支える根拠となった。核弾頭を多く持てば持つほど覇権を維持でき戦争の抑止力になるとし、それがもたらす放射能汚染に関しては全く考慮されない時代が戦後ずっと続いてきた。一般のアメリカ人は、広島、長崎で実際に起きた凄まじい人間の破壊に関しても、内部被曝の脅威についても知らされておらず、そのためにアメリカ人に植え付けられた核のイメージは、「効果的な兵器」「平和をもたらした兵器」「第二次世界大戦を終わらせ、一〇〇万人のアメリカ兵が無駄に死ぬことを回避させた」現代科学の輝かしい成果として、今も人々の心に生きている。(5) アメリカ政府による放射能汚染に関する情報操作はほとんど完璧だった。

†ハンフォードで起きたこと

戦後、マンハッタン計画はエネルギー省と名称を変えたが、主たる仕事は改名以前と同様、核兵器の開発と製造であり、その莫大な予算の八割が費やされている。冷戦時代、アメリカはプルトニウムの量産体制に入りハンフォード・エリアには九つの原子炉がコロンビア川のほとりに建設され、操業が停止するまで二万五〇〇〇発分の核弾頭をまかなえるプルトニウムを生産した。

一九八七年、政府はハンフォードに関する機密書類を公開した。一万九〇〇〇ページに及ぶその書類のなかから、驚くべき事実が明らかになった。それは、九つの原子炉が日々の操業のなかで、無自覚にもしくは意図的に様々な種類の放射性物質を放出していたことである。その放出量の総量は、スリーマイル島の事故の一万倍にも相当していた。西側世界で最大の放射能汚染が引き起こされていたことが分かったのだ。しかも、そこに住んでいた住人はその事実を誰一人として知らなかった。

一九五〇年代、ハンフォード核施設の風下に広がる広大な砂漠が、政府のプロジェクトで開拓された。第二次世界大戦や朝鮮戦争で闘った兵士に格安のローンで土地を分け与え、砂漠を緑化する基盤整備が行われることで砂漠は緑の穀倉地帯へと変貌した。

この地域に帰還兵が入植してくる前に開拓に入った移民家族があった。アイルランド移民ベイリー家である。トム・ベイリーは移民三代目の長男として一九四七年に生まれた。

父親のメイスンと結婚した母親ローラはかつてマンハッタン計画の総指揮をしていたオッペンハイマーの秘書だった。たまたまワシントン州の出身だったローラは実家に帰ってきてメイスンと出会い、開拓一家の妻となった。

彼らが新婚生活を送った最初の家がメサと呼ばれる河岸段丘の丘の上に今でも残っている。吹きさらしの砂埃が絶え間なく舞い上がる場所だ。ローラはここで最初の子供を流産した。二番目に生まれたトムはおむつ一つで元気に砂にまみれて遊んでいたが、五歳の頃原因不明の大病を患った。生死の境をさまよった末、奇跡的に生還したものの彼はその後も様々な病気を発症しながら長く病弱であった。やがて父親のメイスンが骨癌で亡くなった。彼の骨は黒い斑点だらけとなって、まるでディズニー映画『一〇一匹わんちゃん大行進』(原題は「*101 Dalmatians*」)のダルメシアン・ドッグのようだったとローラは述懐する。ストロンチウム90は骨に沈着することが知られている。この放射性物質もまたハンフォードから放出されたことは政府の機密解除となった文書に記録されていた。

一九八七年、ハンフォードに関する機密書類が公開され、放射能汚染が明らかになった時、トムのなかにあった様々な疑問に光があたった。自分自身の病気、入院していた頃に同じ病棟で死んでいった子供たち、大量に生まれた家畜の奇形、白い宇宙服のような防護服を着て畑のなかで死んだうさぎや土を採取していた人々、これらの意味がはっきりと分かったのだ。

†死の一マイル

私は二〇〇一年、広島で開催された原水爆禁止大会でトムと出会った。自らをアメリカの被ばく者と呼ぶ当時五十四歳の彼は、小学校の同級生の半分が既に死んでいると語った。ハンフォード風下地区で行われたことを、トムは「農民をモルモットにした人体実験」として捉えている。彼の家を起点とした一マイル四方の地域を「死の一マイル」と名付けた。

ほとんどの女性が甲状腺障害を患い、流産が多発し、障害を持って生まれた子供が何人もいる。一つの家族に複数の癌患者が発生した。これらの人々は、アメリカ全土から集まってきた様々な人種から構成された地域住民であり、遺伝的な繋がりは全くなかった。

一九五四年、ハンフォードから放射性ヨウ素131を乗せた気象観測用の気球が飛ばされ、風下にこの放射性物質をばらまいた[6]。放射性物質は人体の特定の部位に集中して蓄積される性質があり、放射性ヨウ素は甲状腺に集中する。私がインタビューしたケリーという農民は地元出身の妻の八人姉妹全員が甲状腺障害があると語った。彼が飼っていた犬がいつも白血病で早死にをしたし、彼自身の子供は二人とものすごく疲れやすい体質だという。ワインバーガー夫人の娘は両眼がない子供を出産した。彼女は丘の上に通っていた女子学生の多くが婦人科系の病気を患って、死ぬ者もいたと語った。彼女のもう一人の娘、リンダは腎臓の摘出手術を受け、甲状腺障害がある。

放射能汚染された土地に住み、そこで採れる作物を食べていた農民たちに起きていたのは食物連鎖による微量放射性物質の生体濃縮だった。植物や動物の体内に日々取り入れられた放射性物質は蓄積し、数百万倍にも濃縮されることが知られている。どの農家も牛を飼って、ミルクを絞っていた。その牛は地元の牧草を食べて育ったものだから、ミルクのなかには当然放射性物質が濃縮して入っている。子供たちはこのミルクを飲んで育った。

†輸出される被ばく

ハンフォードの風下地区は政府の灌漑整備によってアメリカ有数の穀倉地帯となった。あらゆる作物がここで生産され、もっぱら輸出される。りんご、じゃがいも、小麦、コーン、牧草、蕎麦などだ。その大部分を買っているのはファーストフード産業と日本の商社である。ハンフォード地区の農民たちは、自分たちが世界を養っていると自負している。

その農地に一本の鉄条網が引かれている。その手前と向こうで危険と安全が分けられていた。汚染されているという向こう側の土地は、一九五〇年代、通常の四五〇倍の放射線が検出されている。一方、政府によって安全という「お墨付き」を得た手前側の土地では、巨大な灌漑システムで絶えず水がまかれ穀物が作られている。アメリカ政府が安全と判断した根拠は、もちろん体外被爆の許容線量を基準にしたものであり、放射性物質が体内に入ってから先は考慮に入れられてはいない。かくして汚染作物は世界を巡り続けてきたし、今もそうだ。

事実が明るみに出た時、トムは政府に放射能汚染による健康被害の疑問を投げかけた。とたんに地域住民は彼を村八分にし、銀行は融資を止めた。一農民が政府を批判するとは何事かというのだ。政府は機密書類によって明るみに出た汚染の事実は認めたが、病気との因果関係は否定し、補償がほしければ裁判でこい、と言った。

トムの長く、苦しい闘いがはじまった。二〇〇三年、トムたち原告の訴えは棄却された。二〇〇五年五月上告した判決が下りる予定だ。トムたちが要求している補償は被害者に無償の医療支援をしてほしいというささやかなものだ。

就任一期目にしてジョージ・ブッシュ大統領はあらゆる住民訴訟から原子力施設を守ると宣言して六〇億ドルの予算を計上した。「ワシントン州東部における甲状腺疾病調査」と銘打って行われた疫学調査は二〇〇〇万ドルもの費用をかけ、健康への影響はなかったと結論づけた。内部被曝の被害は「全く心配ない」、「問題にならない」、「無視できる」、あるいは「国際的に容認されている基準や限度を十分に下回っている」などというお決まりの文句で、歴史のなかで否定されてきた。あらゆる放射能汚染が起きている、現地に住む当事者が異変を感じていても「癌などの疾病が増えるほどの放射能汚染はない。たとえ存在しても低いものだ」とされてきた。これは疫学調査によってその集団全体がどれだけ被ばくしたかが計算されることに起因している。その特定の地域の人に特有の癌が増えていても、常に大きな人口集団全体の平均線量が問題となる。集団全体が受けたリスクによれば、一〇〇万人に一人の割合でしかないという言い方だ。

大きな人口集団が一定量の放射線被ばくを受けていないからその特定の地域に放射能との関連はないと結論することの矛盾に、そろそろ科学は気がつくべきである。放射能汚染は決して均一に起こるわけではない。加えて、ベータ線とガンマ線を放出する放射線核種と異なり、アルファ線放出核種は人体内で放射線を出していても直接測定できない。よって、その影響は不確かである。不確かであるから安全とは言い切れないし、かえって予防原則的な考え方をすれば危険の方に注目すべきなのだ。

「男は病気になってすぐ死ぬ、しかし、女たちは長く病気を抱えて生き、苦しまなくてはならない。だから医療保障が必要なんだ」とトムは言う。アメリカは先進国でありながら国民健康保険制度がない国として知られている。健康保険に加入していない国民は約四五〇〇万人にのぼる。しかも、アメリカの医療費は日本とは桁違いな高額が請求されるため、いったん病気になれば保険がなければどうしようもないのが実情である。かくして、病んだ農民は農地を売って医療費にあて、やがて破産し、一家離散となった。イラクの白血病の子供を抱えた家族と同じ運命をたどっている。当初、八〇〇〇人いた原告は十五年近い闘いで少しずつ亡くなり、今では一六〇〇人足らずに減ってしまった。

その一人一人の人生や家庭が、自国の政府によってもたらされた放射能汚染による内部被曝によって、いかに破壊されてきたか、決してマスメディアは知らせることがなかった。

†汚染除去は可能か

ハンフォードがもたらした放射能汚染はトムたちが住む風下地区だけには止まらなかった。長年にわたるプルトニウムの生産によって生み出された大量の核廃棄物が、ハンフォード・エリアの敷地のなかに溜まっていた。一九八五年、新たに監督官として赴任してきたケイシー・ルードは、ハンフォード独特ともいえる放射能に対する人々の態度に驚いた。放射線などとるにたらないものだ、という姿勢が隅々まで浸透し、ちょっとした事故も報告書なしですまされるありさまだった。

「放射能が怖いって？　おれは平気だ、なんでもないのさ。あんなものを怖がるようなやつはどうかしている」と、施設で働く人々は実際に言っていたという。

私自身はこの町の食料品店で「放射性降下物質」という名のサルサ・ソースや「アトミック・ピクルス」、そしてハンフォード労働者のたまり場である洒落たレストラン「アトミック・エール」で「プルトニウム・ポーター」と命名された地ビールを発見した。核や放射性物質はこの土地の人々にとって「良い物」であり「誇るべき仕事」だった。

ハンフォードでは核廃棄物を敷地のなかで、単に穴を掘って投げ捨てていることがケイシーにも分かってきた。加えて、一七七ある最も高いレベルの核廃棄物を保存していた鋼鉄製のタンクはそのうち六七も破損し、内容物が漏れだしていた。核物質は絶えず核反応を起こして、放射線を放出することで熱を出している。ウランの放射線が半分になるのに四十五億年かかる。

放射線や熱を出し続ける放射性物質を永久に保管できる金属素材はいまだ発見されていない。貯蔵タンクの管理・保存技術も四十年間改善されていなかった。ケイシーはこれらの杜撰《ずさん》な管理状況を改善するようにトップに勧告し続けたが、いっこうに改善されることはなかった。タンクのいくつかはいつ爆発を起こしてもおかしくない、とケイシーは考えていた。ボーリング調査したところ、地下水が高い濃度で汚染されていることが分かった。

ところが、ハンフォードの中核にいる科学者たちは、「地下水の汚染はタンクの破損が原因ではない」と一斉に反論した。ケイシーはその地下水に含まれる核種がまさしくタンク内の核種と一致することを証明してみせた。地下水汚染は二〇〇億ガロンに及んでいた。また、長年の操業で九基の原子炉からコロンビア川に大量の核物質が投棄されていたことも分かった。

コロンビア川流域に住むネイティブ・アメリカンの人々は、この川から鮭を捕って食べていた。彼らのなかには甲状腺障害や癌が増えていることを訴える者もいるが、トムたちと同様、当局によって無視され続けている。当時、ハンフォード・エリアで核施設を管理・運営していたのはロックウェルという企業だった。一九八八年、同社が運営していたスペースシャトルが打ち上げに失敗した。その後、事故の原因を分析するニュース番組が報じられるなかで、同社の一人の技術者が「欠陥を指摘したのにトップは無視し続けた」とインタビューで答えていた。それを観てケイシーは、内部告発を決意したという。

ケイシーの内部告発は一大ニュースとなり、ハンフォード核施設はプルトニウムの生産を永久に止めた。そして莫大な汚染が後に残された。ケイシーはこれらの話をすでにハンフォードの汚染がない四〇〇キロメートルも上流の土地に建てた家の庭で話してくれた。

ケイシーと新しい監督官、ボブ・ウィルソンに会ったのは二〇〇二年十月だった。内部告発でケイシーは解雇され、ハンフォードの住民は彼を裏切り者として、許さなかった。アメリカ全土で職を求めたにもかかわらず、彼を雇う核施設はなかった。思いあまって裁判で不当解雇を訴えたところ、勝訴し、ハンフォードの浄化作業の監督官となった。

しかし、二〇〇一年には再びその浄化作業の杜撰さを告発して解雇されていた。ボブはハンフォードではなく、ワシントン州の環境監督官として浄化作業を監督していた。十四年間の浄化作業の成果は全体の〇・三％に過ぎず、地下汚染はコロンビア川に向かって進み続けていた。

「世界中の資金を集めても浄化は不可能」とボブは断言した。飲料水として取水しているコロンビア川の上流ではすでにN原子炉がある場所から放射能漏洩が起きている。ほとんど永遠に消滅することがない、様々な発癌性の放射性物質が地下水を汚染してしまった。この浄化作業に費やされているのは年間二〇〇〇億ドルという巨額な国家予算だ。放射能を浄化する技術を開発し、世界にそれを売ろうという計画だった。

しかし、それから十四年が経っても、いったん汚染された大地と水を浄化する技術はいまだ開発されていない。コロンビア川流域の六〇〇万人の住民が影響を受けることになる汚染の進行を止める方法は何もないのだ。

また、この川をさかのぼり産卵する鮭はアラスカを回遊することが知られている。汚染が国境を越えて拡散してゆくことを止める方法もいまだない。

†被ばく大国としてのアメリカ

核大国アメリカは被ばく大国でもあった。一九四五年、アリゾナのトリニティサイトで行われた世界ではじめての原爆実験以来、大気圏内原爆実験は一二〇〇回にもおよび、放射性降下物質による放射能汚染は広範囲にもたらされた。

実験が最も盛んだった一九五〇年代に生まれた子供たちが成長し、ある特殊な病気がこの年代に生まれた人に多いことが最近分かってきた。「エプスタイン－バール」と呼ばれるレトロ・ウィルスの感染だ。

このウィルスに感染すると朝から毛布をかぶせられたような倦怠感があり、疲れやすく、微熱が出て、やる気が失われるという。長崎の被ばく者にみられた「長崎ぶらぶら病」に酷似している。ケイシーはハンフォードにも、他の核施設周辺にもこのエプスタイン－バールに感染している人が多いと語った。

このようにアメリカでは多くの市民がそれとは分からないまま内部被曝による被ばく者となっている。普通に生活していたに過ぎない市民が被ばく者となる、そのような事態が広範な放射能汚染によって生まれている。そしてその事実は全く知らされてはいない。だからこそ、市民の支持を得て、使用が可能な兵器として小型核兵器の開発を進めることが

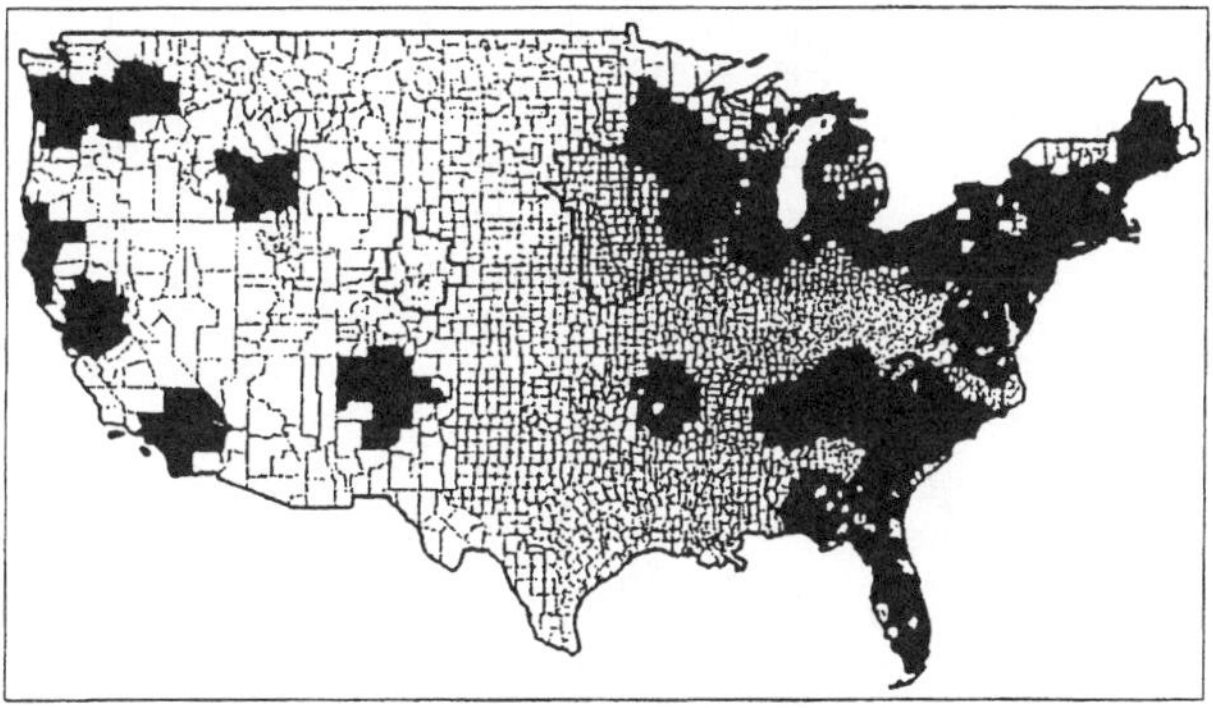

図7　アメリカの原子力施設と乳癌患者の相関関係
アメリカの3000の郡は原子力施設（原子力発電所と核兵器工場、核廃棄物貯蔵所）から160km以内に位置している。1985～89年までのアメリカの乳癌死亡者のうち3人に2人がこれら3000郡（黒い部分）の住民である。
（出所）Dr. Jay Gould著。1996 “The Enemy Within : The High Cost of Living Near Nuclear Reactors”

可能なのだ。二〇〇四年、アメリカ議会は小型核兵器の予算に二一〇〇万ドルを計上した。

核の平和利用へ

十分すぎるほどのプルトニウムを生産し、圧倒的な数の核弾頭を作った後、プルトニウム余剰の時代がやってきた。そして兵器から商業的な利用へと核エネルギーの用途は変貌した。二〇〇五年現在、一一一基の原発がアメリカ国内で操業している。原子炉からは日常的に微量な放射性物質が放出される。

癌の発症率が、原子炉が近隣に存在するか否かでいかに違うか、J・M・グールドが行った調査をみれば一目瞭然だ。

図7に示したとおり、地図中で黒く塗りつぶされた州には原子炉が存在し、他の地域の五～六倍、癌の発症が増えている。グールドは内部被曝に関する情報統制が行き届いているアメリカでは希有の存在であるといえるだろう。

彼の発表した内部被曝に関する報告はことごとくメインストリームの科学者たちに反論され疑問が投げかけられている。学会のメインストリームにいる学者が発表する論文は圧倒的な経済的サポートを受けている。反論が権威のある学会誌に発表されればグールドの説はそこで評価が失墜するというわけだ。原子力のネガティブな研究には決して経済的サポートがないばかりか学会全体からの攻撃が待っている。

冷戦の置き土産として残ったのはプルトニウムだけではなかった。天然ウランから濃縮ウランを作る過程で大量の劣化ウランが出てくる。劣化ウランはウラン238であり、通常天然ウランの中に九九%以上含まれている。残りの一%に満たないウラン235の濃度を上げるために粉末にした天然ウランからどんどんウラン238を取り除いて、ウラン235が三～四%に濃縮されたものを原発の燃料にしている。

三〇トンの濃縮ウランを作る過程で一六〇トンの劣化ウランが排出される。世界中でこの劣化ウランが毎年六万トン近くも出てくる。ウラン238は本来ならば放射性廃棄物として厳重に管理されなくてならないものだ。

たとえば、日本がこのまま原子力発電を十五年間維持すると、新たに出てくる劣化ウランを保管するために幅一〇〇メートル、長さ三キロメートルの建家が必要となる。

一九五〇年代、アメリカのエネルギー省はすでにこのたまり続ける、やっかいな劣化ウランを使って新しい兵器を作ることを思いついた。開発はニュー・メキシコ州ソコロ、インディアンが住む町の近くにある軍事研究施設で行われた。

試作された劣化ウラン弾は戦闘機に搭載され、あるいは対空砲、地対地砲で射爆場に撃ち込む実験が続けられた。この風下にあった町、ソコロでは流産、小児白血病、癌、障害児出産が増加し続けた。この町の住人、ダマシオ・ロペスはこの異常現象の原因は射爆場にあるのではないかと考えたが、軍の機密に阻まれ、個人では調査することがかなわなかった。

ある晩、彼の家の庭に大量の書類がトラックで運ばれ、捨てられた。研究所を辞めさせられた科学者が腹いせに自分が持っていた書類を全てロペスの庭に捨てたのだ。この書類を読み込んだロペスは、劣化ウラン弾開発の全貌を理解した。そして、自分たちの町で起きている異常事態の理由も理解したという。

その書類で明らかになったのは、次のようなことだ。劣化ウランを含有する兵器がテストされはじめたのは一九五〇年代、ニュー・メキシコ鉱山技術研究所（New Mexico Institute of Mining and Technology）においてだった。一九七二年にはニュー・メキシコ州立工科大学付属のエネルギー物質研究試験センター（EMRTC）の屋外においてのテストが行われた。その場所は八〇〇〇人が住むソコロの町から三キロメートルしか離れていない風上にあり、町の飲料水が供給される水源がある山でもあった。この小さな町ソコロで、ニュー・メキシコ全体で一九例しかない水頭症の子供が一九八四年から八八年にかけて三人も生まれている。

これは全く異常なことであり、劣化ウランの影響ではないかとロペスは考えている。現在ロペスは劣化ウラン弾の使用を禁止する条約を作るための活動を国際的に続けている。私は一九九八年、イラクで開催された劣化ウラン弾に関するシンポジウムで、はじめて彼と出会い、これらの話を直接聞いた。

ウラン鉱山、様々な核施設、大気圏原爆実験、そして劣化ウランの製造、試験過程でもアメリカは放射能汚染を受けてきた。湾岸戦争に従軍した六〇万人のうち、実際の戦闘で死亡したのは三〇〇人足らずだったが、帰還してからこれまでにすでに一万人が死亡し、二〇万人近くが湾岸戦争症候群（後述）を病んでいるという。いまや劣化ウラン弾を製造、研究、試射、貯蔵、廃棄等をする施設は全米五五に及び、近隣の住民にも放射能汚染の被害をもたらしている。[7] アメリカの被ばく者は確実に増え続けている。

2 劣化ウラン弾は何をもたらすか

†イラクでの劣化ウラン弾の影響

アメリカ国内で、その後、クウェートで演習を重ねた劣化ウラン弾は（一〇〇トン使用されたという）、一九九一年の湾岸戦争ではじめて実際の戦闘に使用された。もともと対戦車用に開発された劣化ウラン弾の成果はめざましいものだった。

最強を誇ったイラクの戦車隊は瞬く間に壊滅した。アメリカ軍はこの劣化ウラン弾の威力に満足し、これからの戦争は劣化ウラン弾なしには考えられないと公言してはばからなかった。湾岸戦争後、二、三年が経つと、イラクの子供たちの間に白血病や癌が増えはじめた。

一九九八年にはその発症率は湾岸戦争前の四倍になっていた。しかも、経済制裁で抗癌剤が不足し、子供たちは治療されないままに亡くなっていったことは第一章でも述べた。

湾岸戦争が終わって、子供たちの異常が報告されても世界保健機構（ＷＨＯ）は調査をすることがなかった。おびただしい数の障害児の出産、白血病、癌の増加はサダム・フセインの使った化学兵器が原因ではないかとアメリカは言いはじめた。このような態度は、広島・長崎の被ばく者の内部被曝を否定してきた延長線上にある。劣化ウラン弾に使われたウラン238が出す放射線は、プルトニウムの二〇万分の一に過ぎないとして、病気との因果関係を否定し続けている。それに加えて、「イラク＝悪」というアメリカのメディアによる情報戦略の効果で、イラクの劣化ウラン弾による被害は国際社会から顧みられることがなかった。イラクで癌や白血病を病んだ市民や子供は、その純粋な犠牲者だ。

†バスラの病院で

二〇〇二年、バスラにあるサダム教育病院のジュワード・アル・アリ医師を訪ねた。一九九八年にも会って取材したので四年ぶりの再会だった。ジュワード医師は戦後、あまりに癌患者の数が増えたので、独学で腫瘍の専門医となった人だ。イギリスで医学を学んだ彼は、非常に分かりやすい英語をゆっくりと発音しながら、イラクで医師として生きることの苦悩を語った。

治療を求めてくる患者を治すために必要な薬がないと十分に分かっていても、患者には治してあげると言わなくてはならない。そして二〇〇二年の一月から九月までの九カ月のあいだに彼が失った患者の数は、既に六〇三人になっていた。湾岸戦争の前、一九八九年、彼が失った癌患者は年間、三四人に過ぎない。その数は軽く一八倍となっていた。毎日平均二人ずつ患者を看取る計算になる。

死にゆく患者に対して、ジュワード医師は「死は自然なことであり、誰にでも訪れる運命である」と言って聞かせるという。しかし夜になると、医師として無力である、その悲しみに心臓が痛むと語った。

また、彼が医師として直面している困難は他にもあった。一つは、多種多様な癌が増えたこと。腫瘍専門医として経験したことのない症例が次々と出現する。多重癌もその一つだ。白血病と膀胱癌を同時に発症したり、脳腫瘍と胃癌が同時に見つかったり、細胞を調べると違った種類の癌だということが分かった。一人の患者に同時にいくつもの癌ができるのは現在、高齢化した日本の被ばく者に起きていることと重なってくる。

日本の被ばく者が普通の人々より癌の発症率がおよそ十倍も高いことが分かったのは、一九八八年の広島放射線影響研究所のレポートによってだった。日本の被ばく者に癌が目立ちはじめたのは一九五〇年代半ば以降であり、それに比べるとイラクの癌患者の発現は急速だ。

それはなぜか。火災を起こして今も燃え続ける油田や精油プラントからの排煙との複合汚染を指摘する学者もいる。その因果関係はこれからの研究を待たなくてはならない。ここでもまた劣化ウラン弾の影響は科学的根拠がないとして否定されている。

しかし、数字には出てこなくとも、現場ではっきりとその異常を感じている人々がいる。そして基本的には、対象となる物質が有毒と認められる場合は、使用しないという前提にたつべきである。使用したのちに、調査とモニタリングを行い、その結果が生態学的毒性を証明するまで待つというべきものであってはならないはずだ。そこで苦しむ被害者はたった今救済を必要としているのだから。そして一旦汚染された土地を浄化する方法もいまだないことを銘記すべきだろう。

一九九六年からはじまった国連の「石油と食糧の交換計画」によって、一九九八年当時よりも薬の量は増えたように見受けられた。そのことを告げるとジュワード医師はこう答えた。

「われわれは弄ばれているのだよ。Aという抗癌剤を注文してもBが届く。Bが必要な時にはCが届く。そしてその抗癌剤の多くは使用期限があと数日で切れるというものだったりするのだ。我々は薬の対価としての石油を失い、そのせいで患者の命も失う。儲かるのは製薬会社だけだ。それでも国連は薬はちゃんと送っていると言うのだ。このようにして十二年間もわれわれの命は弄ばれてきたのだ」

現在、イラクの女性は子供を生むことを恐れるようになったとイブン・ガズワン小児・子供病院のジャナン医師は言う。彼女は湾岸戦争以降、障害児の出産が増えたことを憂慮している。たとえば、水頭症、無脳症の子供など以前は見たこともないような異常な子供の障害が目立つようになってきた。イラクの女性、イスラムの女性にとっての誇りは立派な子供の母親になることである。障害児を産んだ女性がイスラム社会の中で差別を受けている。また精神的なショックで錯乱した女性もいる。

大人の女性だけではない。この病院で腎臓癌を患った十三歳の女の子、ワルナに会った。彼女の癌を治療する抗癌剤は全く手に入らなかった。腹部がすでに大きくふくらんでいた。その側で医師と両親は薬がないことや、治療の手だてがないことを話している。ワルナはうつろな目をして、カメラを一度も見なかった。額に手をあててあらぬ方を見つめている。

病んだ子供たちは精神的にも追い込まれている。そして、イラクにはまだその心のケアをする余裕はない。命そのものを救うこともままならないのだ。劣化ウラン弾がイラク社会に与えているインパクトは広く、深い。ジャナン医師はイラクの未来の世代が殺されているのだと感じている。

湾岸戦争で使われた劣化ウラン弾は三〇〇～九〇〇トンだといわれている。そして今回のイラク戦争でおよそ二〇〇〇トンが使われ、しかもバグダッドなどの人口密集地でも大

量の劣化ウラン弾の痕跡が発見されている。(8)

戦争終結宣言をした後も続く内戦状態の戦闘でも使われている。特に、ファルージャやナジャフで米軍が「掃討作戦」と呼ぶ一方的な爆撃でも使用されたという。市街地で劣化ウラン弾を使うことにすでに米軍は踏み切っている。もとより放射能の害がないとしている兵器なのだからますますその使用は拡大していくだろう。

特に、劣化ウラン弾で破壊された戦車があちこちに放置され、その付近で遊ぶ子供たちのことが報道された。劣化ウラン弾の不発弾を玩具代わりに遊んでいる子供もいる。

それがどれほど危険であるか、イラクでも知っている人は少なく、また子供たちに注意を促す大人もいない。放射能は目に見えないし、匂いもしない。そして被ばくしても明日すぐに具合が悪くなるわけでもないからだ。

†劣化ウラン弾の構造

劣化ウラン弾と一口にいっても、既にアメリカのミサイル全体の二〇パーセント以上に劣化ウランが含有されているという。劣化ウラン弾「ファミリー」と特定できる砲弾がある。図8のとおり、弾心の部分が鉛筆の芯のように細く、尖っている。その弾心をサボット（木靴）と呼ばれるアルミニウム製の鞘が覆っている。これがいったん発射されると風

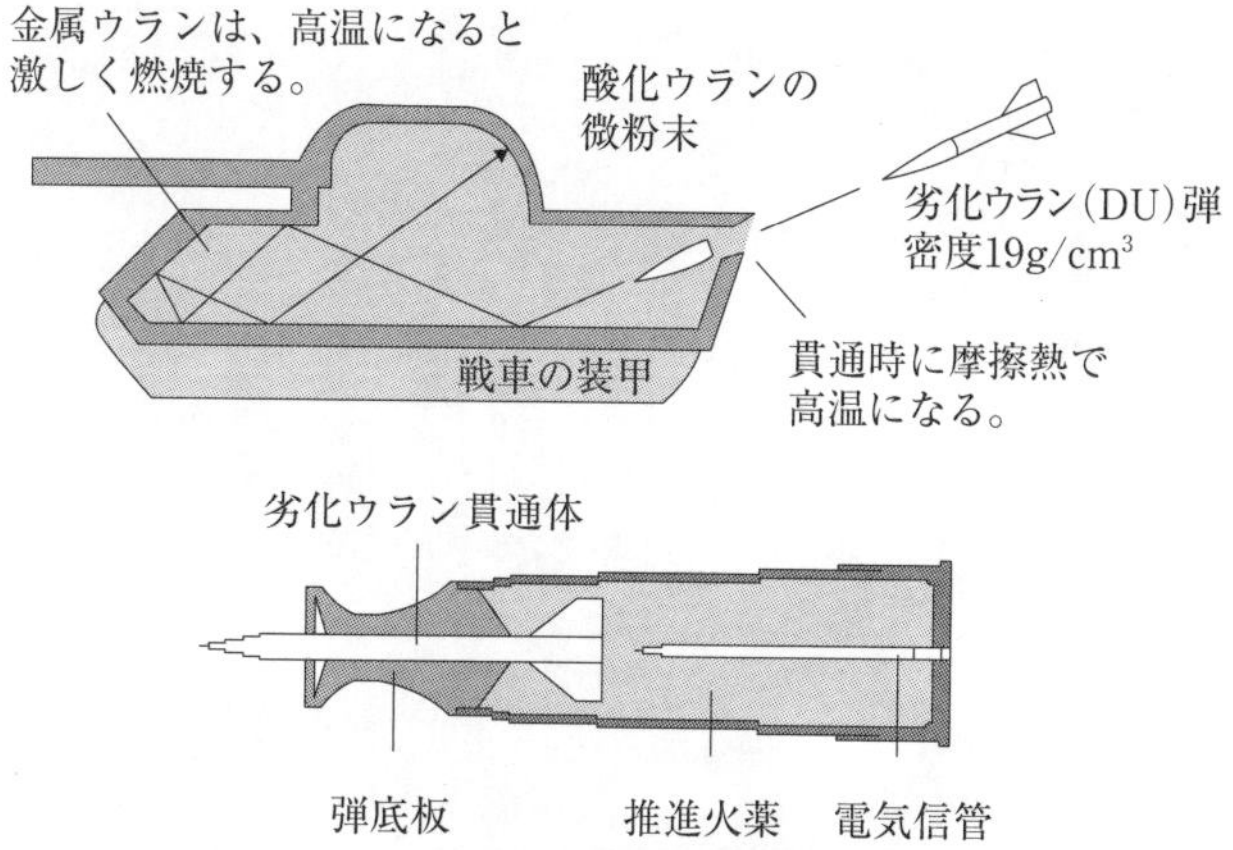

図8　劣化ウラン弾

出所）篠田英明『武力戦争における劣化ウラン兵器の使用』(IPSHU研究報告)

圧で外れて中心部の劣化ウラン弾弾心（貫通体）のみが飛んでゆく。地球で最も比重が高い金属である、劣化ウランの貫通体は戦車の装甲にぶつかった衝撃と摩擦熱で三〇〇〇～四〇〇〇度の高熱を出しながら装甲を溶かし、戦車内に侵入すると激しく燃える。この時、金属がエアロゾル、気体となって拡散するのだ。戦車の中が真っ黒に焼けこげるのが特徴の一つでもある。戦車の中にいた人間が炭化してしまうほどだ。

†劣化ウラン弾は体内にどうやって入るか

劣化ウラン弾が高温を発して燃えて、エアロゾルと呼ばれる気体になった時、どれくらいの大きさの微粒子になるのか。最近の研究では、たばこの煙の微粒子よりも小

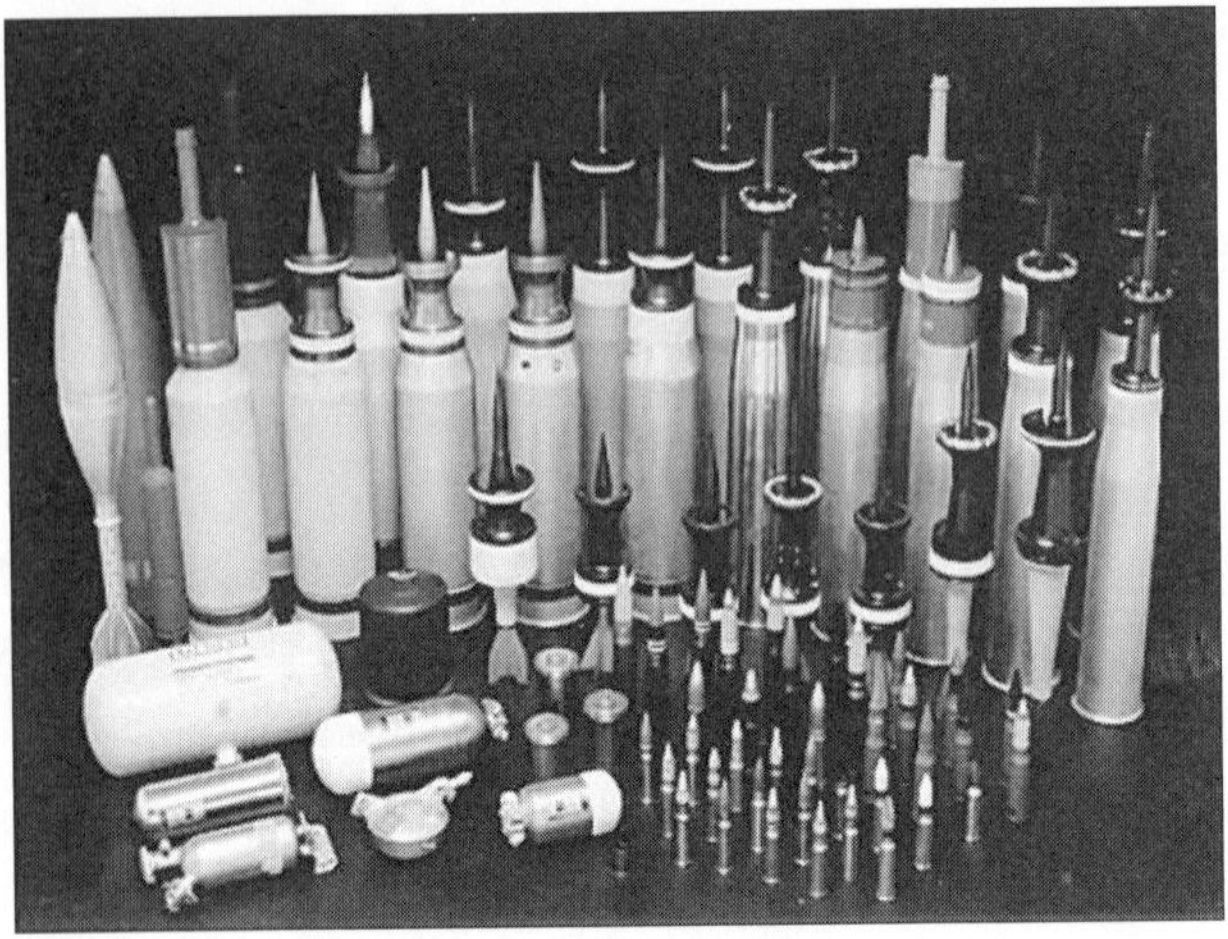

劣化ウラン弾「ファミリー」

さくなることが判明した。これら一粒一粒のウラン微粒子がアルファ線を出している。

イタリアのモデナ・レッジオエミリア教育大学の理学研究者、アントワネット・M・ガッティ博士によれば、コソボからのイタリア帰還兵、一八名を検査したところ、その体内組織に沈着している様々な金属の微粒子を発見したという。

私は二〇〇三年十月、ガッティ博士にハンブルクのウラン兵器会議で会ってインタビューをした。彼女の専門はミクロナノ微粒子が人体に及ぼす影響の研究である。「環境透過型電子顕微鏡」という新しい機材を使って調査し、ミクロン以下の微粒子がかなりの高い可能性で人体に入り、生理学的な壁を抜けて入っていくことを発見した。もし人間が二・五ミクロン以下の粒子を吸い込んだとしたら、肺の防御を超え血流に入り体内を循環する可能性が高い。汚染された食物を食べた場合には、含有している二マイクロインチ以下の粒子は肝臓、腎臓の防御機構から通り抜けて血流に入っていく。五人のボランティア被験者に炭素のナノ微粒子を体内に与える実験をしたところ、六〇秒後に一〇〇ナノメートルの微粒子が血流に入り、吸入六〇分後にはそれが肝臓にはいった。同じようなことが注射でもおきたという。

「ナノテクは新しい科学であり、被ばくした体内からナノ微粒子を見つけるのも新しい技術です。イラク兵のように強く被ばくした人間からウラン微粒子を見つければ、新しい証拠となるでしょう。私はまだ少数の患者しか調査していません」と最後に彼女は語った。

琉球大学理学部の矢ヶ崎克馬教授は「もし一グラムのウランを体内に入れたとしたら、直径〇・一マイクロメートルならば二〇〇億個、直径〇・〇一マイクロメートルならば二〇兆個の微粒子を体の中に取り入れることになります」と報告している。

† 湾岸戦争症候群

ウラン238が出すアルファ線は四〇ミクロンしか届かない。この放射線がからだの外にある時は、「ほとんど放射線が出ていないも同然である」というアメリカ政府の見解どおりであるが、体内に入って組織の中に沈着した場合は条件が全く違うこととなる。

カナダではじめて湾岸戦争症候群と正式に診断され、亡くなったテリー・リオデン中尉は、湾岸戦争が終わった後に情報収集の任務についてイラクへ赴いた。帰国してから九カ月後、湾岸戦争症候群を発病し、二年間の闘病の末、やせ衰えて亡くなった。彼の遺体を妻のスーザンが引き取って医師による解剖検査を依頼した時、カナダ政府は妨害工作に出た。

しかし、素早く病院から遺体を運んで元米海軍医師だったドラコビッチ博士に解剖、検査してもらった結果、肝臓をはじめとする複数の内臓からウランが検出された。カナダ政府は反論の余地がなく、彼の死因を湾岸戦争症候群として認めざるを得なかった。

二〇〇三年、ドイツのハンブルクで行われたウラン兵器に関するシンポジウムにスーザン・リオドンは出席し、素晴らしく健康だった夫のリオドン中尉がいかにその健康を蝕まれたか報告した。めまい、吐き気、出血、短期間の記憶力低下、震え、性的不全を起こしていた。放射能汚染と重金属毒性を併せ持つウラン238が、複数の内臓に高い濃度で沈着した結果が湾岸戦争症候群となる。

彼が亡くなった時、実際は四十五歳だったが八十五歳の老人にしか思えなかった、と彼女は述懐する。重ねて言うと、リオドン中尉は決して湾岸戦争に参戦したわけではない。

ただ戦後のイラクに滞在し、諜報活動をしただけで湾岸戦争症候群を発症したのだ。

防御の手立てはない

アメリカ国防総省は湾岸戦争、そして今回のイラク戦争に従軍した兵士で劣化ウラン弾による被害を受けたのは、「友軍の誤爆を受け体内に劣化ウランの破片が残っているケース以外にない」「ウランは短期間で体外に排出されるから放射線の影響はたいしたことがない[10]」と発表している。そしてその毒性に関しては「劣化ウランの放射線は、われわれが日常的に受けているバックグラウンド放射線（自然界に偏在している微量の放射線）と大きな違いはない。劣化ウランの放射性は弱い。たとえば、多くの古い夜光腕時計にいまだに使われているラジウムの三〇〇万分の一、また火災検知器に用いられているものの一〇〇〇万分の一に過ぎない。超高密度であることに加えて他の物理的特性を有するため、劣化ウランは、戦車の分厚い装甲を貫通する弾丸や、防御用の装甲保護に軍事利用する上で理想的なものである。劣化ウランは、核兵器ではない[11]」としている。

一方、その劣化ウラン弾を使用している当の米軍の少佐だったダグラス・ロッキの四年間の任務は、自軍の兵士を劣化ウラン弾の影響から防御する方法を研究することだった。そしてその方法を解説するビデオを制作した。

劣化ウラン弾で破壊された戦車は素早くビニールシートに包むこと、汚染された戦車に触れた時はすぐ水で洗うことなどである。しかし、彼は劣化ウラン弾の使用をやめる以外に防御する方法はないと結論づけた。

この報告を軍は無視した。そして彼自身の尿から通常の六〇〇倍ものウランが検出された時、内部告発に踏み切った。以来、全米で劣化ウラン弾の非人道性を語る講演会を続けている。

劣化ウランを含有したミサイルや弾丸は、いまや多種にわたっている。アフガニスタンではバンカーバスターと呼ばれる地中貫徹ミサイルの弾頭に使われているという。この弾頭は四五キログラムもあるため、その汚染の規模も大きい。

今やアメリカのみならず、イギリス、ロシア、トルコ、フランス、サウジアラビア、タイ、イスラエルがアメリカの技術を用いて劣化ウラン弾を自国の軍隊システムに開発導入し、世界の武器マーケットで販売している。その劣化ウランを含有する対戦車砲、M—833を保持する国のリストはNATOに所属する国々、ベルギー、カナダ、デンマーク、フランス、ドイツ、ギリシャ、アイスランド、イタリア、オランダ、ノルウェー、ポルトガル、スペイン、オーストリア、エジプト、韓国、台湾まで及んでいる。そしてすでに日本がそのリストに入っている。

†バルカン症候群　ボスニア

前述したとおり、在日本アメリカ大使館のウェブサイトに「劣化ウラン弾」というコーナーがある。ここを開くと、アメリカ政府の劣化ウラン弾に関する公式的見解が書いてある。「イラクにおける癌や白血病の増加は、サダム・フセインが使った化学兵器の影響かもしれない。風土病の可能性もある。WHOは劣化ウラン弾と健康被害との関係を証明できていない。よって因果関係はない」というような趣旨のことが書いてある。

私は、イラクで起きていることと同じことが、劣化ウラン弾が使われた他の地域でも起きていれば、アメリカの見解に反論することができると考えた。そこで二〇〇三年十月、劣化ウラン弾がNATOによって使われたボスニアに出かけていった。

サラエボから車で十分ほどのところに、ハジチ村という小さな村がある。この村には、一九九五年にNATOが劣化ウラン弾三〇ミリ砲弾を二六〇〇発、七五キログラム分を使用したと公表している軍需工場がある。

町のはずれにある、主に戦車を修理していたというこの工場を訪ねた。副工場長に案内されて敷地内に入ると、空き地の片隅に劣化ウラン弾の薬莢が数個落ちていた。敷石の中に弾丸がめり込んでいる。持参した放射能計測器は若干高い値を指している。もちろん、不発弾のそばに行くと通常のおよそ三十倍、〇・七マイクロシーベルトが計測された。

ハジチ村は、旧ユーゴスラビア時代セルビア正教のキリスト教徒とイスラム教徒が融和して暮らす村だった。ボスニアの分離独立を巡り、この二つの宗教にわかれて隣人と隣人が殺し合う内戦となった。NATOの介入により、キリスト教徒側が負け、村から全員難民としてブラトナツという町に移送された。

ハジチ村を訪れた後に、ボスニアとセルビア共和国の国境地帯にある町ブラトナツで、町が運営する診療所を訪ねた。この診療所で長く住民を診察してきたスラビア・ヨバノビッチ医師は、ある時、癌で亡くなる人が妙に多いと感じるようになり、癌の死亡者の調査を実施した。すると、癌で亡くなった多くの人々が若く、しかもハジチ村の出身だということが分かってきた。五年間、調査をして二〇〇〇年に出た結果ではハジチ村の人々の癌による死亡は元々ブラトナツに住んでいた住民の四倍だった。

特に、呼吸器系と消化器系が多かった。原因についてはよく分からないとスラビア医師は言う。この診療所で新生児のケアを専門にしているビビアナ・ヤキチに出会った。彼女もまた、ハジチ村出身者だった。ビビアナの両親は紛争集結後もしばらく村に残って畑の作物を食べていたという。両親とも膵臓などの癌で亡くなった。妹の夫はイスラム教徒で村に残り、結局肺癌で亡くなったという。

セルビア共和国は、NATOが使った劣化ウラン弾を回収して調査を続けている。首都ベオグラードにある国立ビンチャ核施設を訪ね、担当のスネジャナ博士に話を聞いた。いきなり、彼女はガラス瓶に入った劣化ウラン弾の三〇ミリ砲を持ってきてガイガーカウンターで測ってみせた。もちろん、ガイガーカウンターは強く反応した。彼女の調査によれば、この劣化ウラン弾にプルトニウムやウラン236などが含有されていることが分かったという。これは何を意味しているのか。

「プルトニウムは自然界に存在しない放射性物質です。原子炉から出てきた高レベル核廃棄物が入っているということです。そしてプルトニウムの毒性はウランの一万倍もあるのです。

ICRPはどんな低レベルの放射線でも人体に影響があると言っています。委員会の基準は使うか、使わないかであって、レベルは問題ではありません。天然ウランは地中にあり、非常に低レベルで一キロあたり一〇〜一〇〇ベクレル。ほとんど放射能とはいえません。

それに対して劣化ウランは一キロあたり一〇〇〇万ベクレル、低レベルでは一万ベクレル。これはあきらかに放射能であり、委員会も言っているように、使用すれば危険なのです。病院では小さな放射性ヨウ素のアンプルがなくなっても必死に探します。そんな人体や生態系に影響を及ぼさないものでも、私たちは取扱いには十分注意を払っているのですから、劣化ウランに関しては推して知るべしでしょう」

このようにスネジャナ博士は答えてくれた。天然ウランから濃縮ウランを作る過程で出てくる劣化ウランであるウラン238は、もともと自然界に存在した。しかし、プルトニウムやウラン236は原子炉で反応してはじめて出てくる人工の核種であり、その毒性は桁違いに違う。プルトニウムは耳かき一杯で数百万人を殺害できる、地球上最も毒性の高い物質である。劣化ウラン弾の使用は放射性廃棄物を環境にまき散らし、戦争が終わった後も普通の市民に内部被曝を引き起こすことになる。

それは禁断の行為だったが、それに加えて原子炉のなかで反応した、もっと毒性の強い高レベル核廃棄物が混入した放射性物質を劣化ウラン弾の原料に使ったことが明らかになった。かつてオッペンハイマーとエンリコ・フェルミがドイツの畑に放射性物質をまく五〇万人殺傷計画を立てたことがあったが、まさしくこの計画が、いま行われているのだ。

†劣化ウラン弾を巡る論争

劣化ウラン弾の安全性を巡る論争の根底にあるものは、この六十年以上続いてきた微量の放射性物質による内部被曝の影響をどう評価するかに尽きる。世界の放射線防護における権威、国際放射線防護委員会からはじまって、ＷＨＯも劣化ウラン弾の危険性を公には認めていない。劣化ウラン弾を最も多く製造し、使用しているアメリカ政府はもちろん、人体に影響はないと公言している。

これに異議を唱えることをためらわせる背景には、劣化ウラン弾がはじめて大量に使用されたイラクでの医療調査が行われていないことがある。

ＷＨＯは湾岸戦争後、今回のイラク戦争までの間、全く包括的な調査を行っていない。ここでいう調査とは疫学的な調査のことだ。

疫学調査とは、病気の原因と思われる環境因子を設定し、その因子が病気を引き起こす可能性を調べる統計的調査のことだ。劣化ウラン弾が使われた地域と使われなかった地域を比較し、特定の集団における病気の発症率を「ある環境因子により病気の発生率が何倍になるか」、危険度を割り出す必要がある。また特定の病気がどれだけ増えているのかも調べる必要がある。これらの調査は長い時間と莫大な費用がかかる。

この国際的に認められている手法で調査しない限り、科学的な根拠としての健康被害は認められない。本稿でも述べてきたように、日本における被ばく者、「ヒロシマ・モデル」と呼ばれる特定の被ばく集団においてすら、このような疫学調査が行われた結果、遺伝的影響や内部被曝の遺伝的影響は否定されてきているのだ。いかに劣化ウラン弾の影響を数字データとして明らかにするのが難しいか容易に想像していただけるだろう。

イラクの医師たちは明らかに異常なことが起きていると現場で感じている。そしてそれぞれの病院でできるだけデータを取った結果、小児白血病が四倍になったり、成人の癌発症率が一八倍になっていることを報告している。しかし、それらは科学的に有意なデータとは認めてもらえないのだ。

まず、環境汚染の調査が必要だ。これは国連環境計画（UNEP）の仕事だ。土壌や水、植物のサンプルを取って、どれだけ劣化ウラン（ウラン238）が含まれているか、調べる必要がある。だが、疫学調査同様、環境汚染の調査もイラクでは全く行われていない。一九九六年にボスニアで行われた、劣化ウラン弾が使用されてから一年ほど経った頃の調査では、確かに劣化ウランは土壌から検出された。そして環境への汚染は人体に影響のないレベルであるというお定まりの結論が出されている。

一方で、劣化ウランの放射性毒性に関しては影響が少ないとしながら、その金属毒性に関して影響があると示唆する科学者や医療者は多い。湾岸戦争症候群が、単純に癌だけの発症に止まらず、先天的障害児の出産、腎臓や肝臓の機能不全、神経系統の疾患などが多いことと放射性毒性とが結びつきにくいという見解だ。つまり、劣化ウラン弾の影響は放射性毒性と重金属毒性のダブルの危険があるともいえる。

現代の科学では、体内に入った微量の放射性物質がどう振る舞うのか、一〇〇パーセント解明されていないという壁がある。放射線を浴びる前と浴びた後でどれだけ被ばくしたのかを計測する機械「ホールボディカウンター」で測ることができるのはガンマ線だけだ。体内に潜んで弱い放射線を出す微粒子が、たとえ数億粒あろうと、それを外部から測る機械はどこにもまだ存在しない、体内に入って測ることももちろんできない。死んでから解剖する以外に方法はない。動物において放射線がどのような影響を与えるか研究はされているが、同じ実験をしても動物の種類によって、全く違う結果が出てきている。そしてたとえば人間は犬に近いのかマウスに近いのか誰にも分からないのが現状なのだ。

かつてのアメリカ陸軍の軍医、現在はウラニウム・メディカル・リサーチ・センターを設立してウラン兵器被害の調査を続けているアサフ・ドラコビッチ博士は、湾岸帰還兵の尿のサンプルにどれだけ劣化ウランが含まれているかを調査した。健康障害を訴えた一四人全ての尿から高濃度のウラン２３８を検出したという。

ウラニウム・メディカル・リサーチセンターではアフガニスタンやイラクで土壌や水のサンプルに加えて住民の尿のサンプルも採取し、その汚染を調べている。二〇〇四年には土壌をドイツ、フランクフルトにあるＪ・Ｗ・ゲーテ大学、アクセル・ゲルデス博士によって分析された結果を報告している。劣化ウラン（ウラン２３８）のみならず、ウラン２

36が高い濃度で土壌と尿サンプルの両方から検出されたという。

この報告に疑問を投げかける科学者や研究者も多い。ウラン236を含有しているはずがないというのだ。ウラン238はもともと天然ウランに含有されているものだが、ウラン236は濃縮ウランがいったん原子炉で反応しないかぎりできてこない人工のウランだからだ。ある研究者は劣化ウラン弾が爆発するときに部分的な核反応が起きており、そこで原発の原子炉内で生産されるような死の灰の成分が微量ながらできてしまう可能性も指摘している。これに関してはより開かれた議論と研究が待たれている。

劣化ウラン弾の被害を訴え、その使用禁止と被害者の救済を求めるイラクの医師たち、そしてヨーロッパの科学者や世界中の市民は年々増え続けている。これらの人々は劣化ウラン弾の影響に関してそれぞれの体験、調査や研究をもとにその被害と危険を訴えている。しかし、これまで述べたような壁があって健康被害と劣化ウラン弾との関連が公式に認められることは、いまだにない。

WHOはチェルノブイリ事故の後、ベラルーシ共和国で増加した小児白血病に関しても、数年間もチェルノブイリ事故が原因だということを認めなかった。ちなみに、チェルノブイリ事故後、ギリシャでは一六〇パーセント、ドイツでは四八パーセント、イギリスでは二〇〇パーセント以上も、小児白血病が増加している。これは正式な統計である。

イギリスでは湾岸帰還兵たちが自分たちの健康被害に関する訴訟を起こし、二〇〇四年、はじめて劣化ウランの被害を裁判で認められた。最終的にWHOこそが、その被害を公認することが必要とされている。しかし、その当のWHOで放射線予防医学の主席研究員だったケイス・ベイバーストック博士が、劣化ウラン弾は「放射能と化学毒性を持つ劣化ウランを含むチリを吸い込むと、子供も大人も癌にかかる可能性がある」[12]と警告した報告書を、WHOに差し止められたと「サンデー・ヘラルド」紙に語っている。

加えて、「劣化ウランの放射能と化学毒性が考えられているよりも大きな害を人間の細胞に与えるという科学的証拠がますます増えている」としている。

ベイバーストック博士は、二〇〇三年五月に退職するまで十一年にわたりWHOの放射線と健康に関する主席専門官だった。彼は今、フィンランドのクオピオ大学の環境科学科で仕事をしており、最近はイギリス政府の新しく組織された放射性廃棄物管理委員会に任命された。WHOは他の二人の研究員との共著である研究の発表を許可しなかった。ベイバーストック博士はWHOがより力を持っている原子力推進側の機関、国際原子力委員会（IAEA）に脅かされたのではないかと疑っている。

「研究を公表していればイラクで劣化ウラン兵器を使うことのリスクを、権力者たちに前もって警告できた」と言う。WHOは「全く根拠がない」とし、放射線環境健康調査官のマイク・レパコリ博士は、「論文の一部が、WHOの国際専門家グループが劣化ウランの分野で最も科学的であると考えられている内容を正確に反映していなかったから、公表が認められなかった」とコメントしている。

実際、一九五九年、「当事者の一方が、他方当事者の利害に関わるか、関わる可能性のある分野における計画または活動への着手を企図する場合、共通の合意によって問題を解決すべく前者は後者と協議しなければならない」(一九五九年五月二八日の第十二回世界保健総会で、決議WHA一二・四〇号として採択。「世界保健機関　基本文献第四二版」WHOジュネーブ一九九九年収録)と、IAEAはこの「共通の合意」を理由にWHOの公衆衛生と放射線の関係に関わる計画をことごとく妨害してきたというのは周知の事実である。

ここで重要なのはオルタナティブと呼ばれる科学者ではなく、国際的権威のある組織に所属していた科学者が劣化ウラン弾の内部被曝を二つの観点から危険であると言及したことだ。一つは、バイスタンダード効果、これは低線量の放射線を受けた時に従来考えられているよりも大きな損傷を生み出す、細胞のメカニズムの一つとされている。もう一つは、カクテル効果である。カクテル効果は放射性毒性と化学毒性が一緒になると相乗効果を生み出すというものだ。これは日本でも市川定夫博士が既にダイオキシンなどの化学物質と低レベル放射線のマッチングで相乗的に突然変異を起こす効果があることを実験で証明している。

†人間の最深部を侵すもの

世界的な規模の内部被曝による被ばく者の数は一〇〇〇万人に達するといわれている。しかし、ある意味で私たち人類全員、生きとし生ける全てが、被ばく者になろうとしているともいえる。

映画『ヒバクシャ――世界の終わりに』にトムとテリーという二人の兄弟が登場する。トムは、政府の核施設であるハンフォードによってもたらされた放射能汚染の賠償を、政府に請求することで窮地に追いやられている。一方、弟のテリーは政府の「安全である」という言葉を信じて、広大な農地でジャガイモなどを栽培し成功をおさめている。二人は兄弟でありながら全く正反対の生き方をしている。テリーは自分の作るジャガイモがマクドナルドに買われることを誇りにしている。もし、テリーがそのジャガイモが放射能によって汚染されていると認めたら、広大な農地は無価値となり、彼自身が誇るジャガイモは汚染されていることになる。

人間は、自分が社会にとって価値ある存在だという誇りを持たずには生きていけない存在である。

実は、テリー自身も、被害者であり被ばく者であるのに、その被害を訴えることができない、そんな場所に追い込まれている。だから、その被害を否定して自分の人間としての誇りを守ろうとしている。そしてそのような選択は彼を加害者として生きざるを得ないような立場に追い込むことになってしまう。こうやって内部被曝は社会的な意味で人間の最も深いところにある尊厳を蝕む。

母親の子宮は本来胎児を守るバリヤーとなって様々な毒が入ってこないような仕組みになっている。しかし、被ばくには「若者優先」という法則があり、若ければ若いほど放射線に敏感で影響を大きく受ける。体内に入った放射性物質はやすやすと子宮のバリヤーを通り抜けて、胎児に蓄積し、影響を与えてしまう。これもまた人間の最も深い部分が被ばくによって侵されているということだ。

そして最後に、人間を人間たらしめている細胞の遺伝子が内部被曝によって傷つけられることが分かってきた。これは人間の最も深い場所にある部分が蝕まれることにおいて、人間存在の将来、未来を揺るがしている最大の問題でなくして何であろうか。そしてそれは人間自身が自身の営みとしてもたらしていることなのだ。

核の平和利用と称して日本には現在五四基の原発が稼働している。J・M・グールドの研究によれば原子炉を中心に一〇〇マイルの円を描くと、その範囲に住む女性の乳癌の発症率は、円の外の五〜六倍になっていることが分かった。「女性であれば誰であっても原発のそばに住みたいとは思わないだろう」とグールドは『内部の敵』という著書に書いている。

原発は事故の可能性、核廃棄物の処理の問題、ウラン鉱を掘り出すことによる周辺の環境汚染、労働者の避けがたい被ばく、などの理由で反対する人々も多い。しかし、事故が起こらなくとも確実に毎日、原発から「微量」の放射性物質が放出されている。その存在だけで被ばく者が生み出されていく。

日本は世界で四番目の原発大国だが、二〇〇四年の政府によるエネルギーの長期計画は原発路線を堅持し、再処理を進めるというものだった。使用済核燃料を再処理し、プルトニウムを取り出すプロジェクトがはじまろうとしている。再処理工場は原発に比べて、桁違いの放射性物質を空と海に放出すると環境団体は稼働の見直しを訴えている。

ECRRが、イギリスとフランスの再処理工場周辺に白血病が増えている原因は内部被曝であると公表している。彼らの独自の計算式によれば、ICRPのいう被ばく量の五〇〇〜一〇〇〇倍多くなると主張している。

ある環境NGOが、青森県六ヶ所村の再処理工場の海中にのびた排水口に一万枚の葉書を投入したところ東京湾の入口まで漂着した。千葉から青森に至るまでの太平洋沿岸は、日本人が食べる魚の多くをまかなっている豊かな漁場だ。微量の放射性物質が貝や海草に取り込まれ濃縮される。またプランクトンにも入るだろう、それを次々と食物連鎖のなかで小さな魚から大きな魚まで食べることで生体濃縮されてゆく。イギリスの再処理工場、セラフィールドから漏洩したプルトニウム汚染は、はるかバルト海まで深刻な汚染をもたらし、近隣諸国から顰蹙を買っている。プルトニウムがいったん環境に放出されると生態系のなかでどのようにふるまうのか、工場ができた当時では予測もできなかった事態が起きている。

「セラフィールド工場のすぐ南に位置するシースケール村の子供たちに、地域平均の一〇倍にも相当する白血病による死亡が発見されたことが注目されている。英国放射線防護会議（NRPB）の算定した数字と実際に観察された数字との間には、約二五〇倍もの差異がある[13]」

プルトニウムは海中で沈殿して食物連鎖にはいりにくいとされていたが、陸上に高濃度のプルトニウム系の放射性物質が戻ってきていることが最近発見されているのだ。

想像してみるがいい。私たちのみならず、自分で食物を選ぶことができない幼児もまた、微量の放射性物質が入った食物を食べることのリスクを。WHOやICRPは、人体には影響のない程度だと保証してくれるだろう。しかし、そのような食物を選択の余地なく食べていくしかない時代に既に私たちは生きていることを認識する必要がある。それが現実だし、もう放射能のない、きれいな環境は存在しなくなってしまった。私たちの未来は既に放射能にうっすらとまみれている。

核によるエネルギーに頼り続ける限り、劣化ウラン弾や核兵器に加えて、原発がもたらす被ばくの問題はなくなることはない。原子力に依存しない、環境を破壊しない科学技術でどういうエネルギーが考えられるのか、どういう暮らしをすればいいのか、そのような問題提起が根本的に必要な時代が既にきている。さもなければ人類は被ばくし続けてゆくのみだ。

明日には死なないが、未来の世代は果たしてどのような問題を抱え込むことになるだろうか。現在、被ばく者となり、苦しむ人々は過去の汚染の犠牲者であり、現在の汚染が未来の私たちの苦しみになることが、はっきりと見えてきている。誰も責任をとることのできない内部被曝の時代に私たちは生きている。

しかし、はっきりと人間の最も深い部分を侵す、この内部被曝の実像をつかんだ時、はじめて、私たちは私たちの文明が進むべきもう一つの方向を選択することができるのではないだろうか。

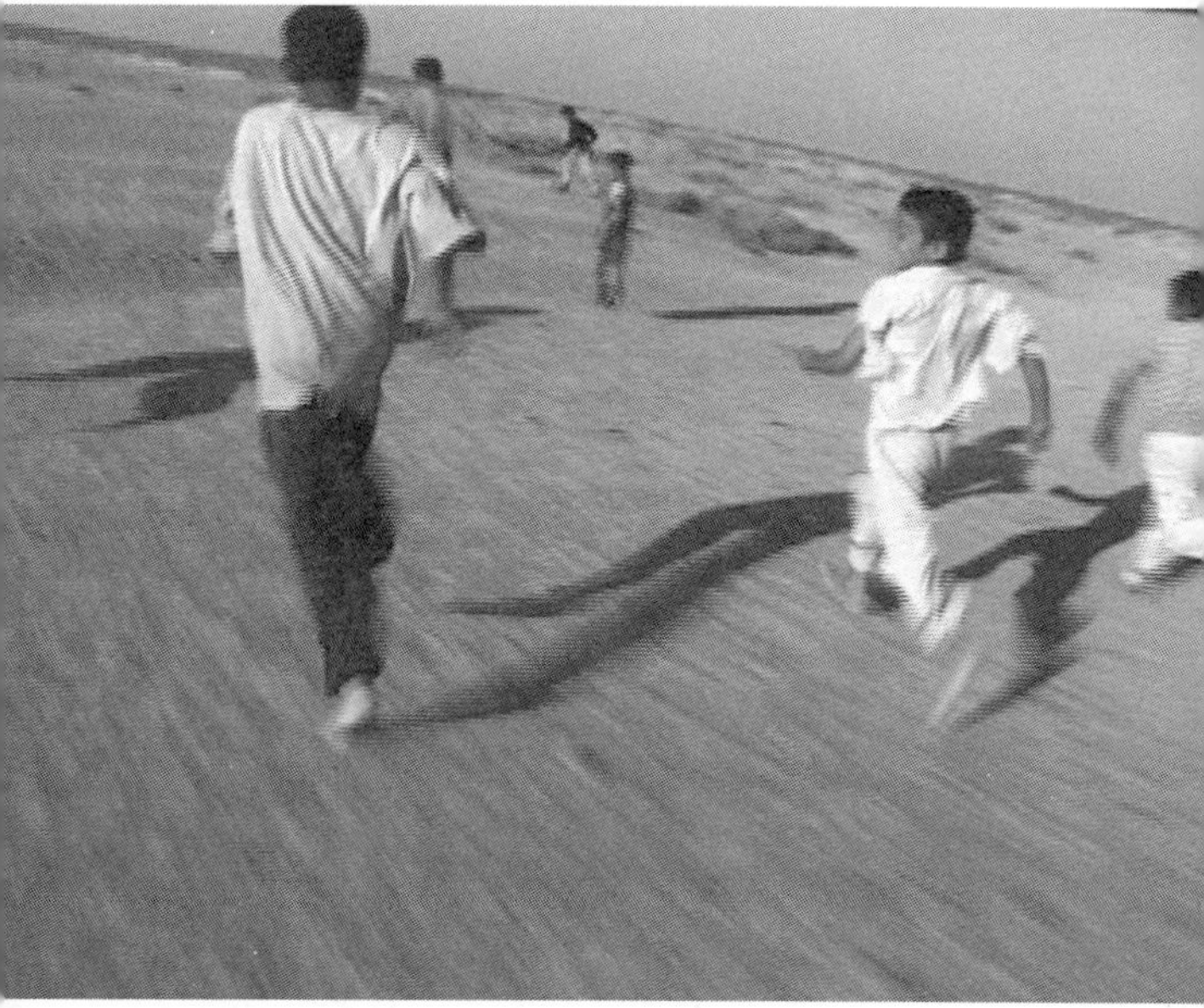

第５章
被ばく体験を受け継ぐ

イラクの砂漠でサッカーをする子供たち
(写真提供：グループ現代、映画「ヒバクシャ」より)

†なぜ核エネルギーに魅了されるのか

鎌仲　肥田先生は、六十年ものあいだ「核」というものに向き合われてこられました。その肥田先生に、核問題の様々な論点についてお話をお聞きして、本書を終えたいと思います。まず、お聞きしたいのが、「なぜ人類は核エネルギーを使い続けるのか」という点についてです。

核エネルギーが生まれてから六十余年が経ちますが、これまでずっと放射能による汚染の危険性が問題視されてきました。にもかかわらず、私たちは核エネルギーの使用をやめることができません。いまいちど立ち止まり、核エネルギーが生まれた経緯を考えることで、新たに見えてくることもあるでしょう。そこを出発点として、今回の話をはじめたいと思います。

核エネルギーのそもそもの始まりは、科学者がある天然物質（ウラン）から人工物（プルトニウム）を作り出したことに端を発します。天然ウランからプルトニウムなどの人工物がつくりだされたときに、そこにたまたまエネルギーが存在し、それに人類が気づいたわけです。同様に人類は、石油という天然物質からも様々な人工物を作り出し、エネルギーとして利用していたわけですが、石油エネルギーと異なり、核エネルギーの場合は利用する際に放射線という「毒」が発生します。もし放射線という「毒」がなかったならば、核エネルギーを人類が文明やテクノロジーのために使用していくことは全く問題がないはずです。でも、「毒」はあるのです。

他方、核というのは利用する側からみればエネルギーです。そのエネルギーの存在を、世界にはじめて知らしめたのが原子力爆弾でした。また、石油など既存のエネルギーがいずれは底をつくことは間違いありませんから、それに代替するエネルギーとして、核エネルギーには期待が寄せられています。

この点こそが核エネルギーを考える際のポイントだと思います。つまり、人類は放射性物質が持つ「毒」よりも、「エネルギー」としての可能性のほうを夢見てきたといえるでしょう。もちろん、一方で放射線が医療の現場で命を救う役割を果たしていることも事実です。

肥田　それは夢というよりも、むしろ、資本主義経済という枠組みのなかで、資本を絶えず拡大しなければならない人類の宿命ともいえるでしょう。功利主義的な考え方に基づき、「地球上の五十億の人間が幸せになるためであれば、一億人がその犠牲になっても仕方がない」という考えから、原子力発電による放射能汚染にも目をつぶってきた。その結果、世界中で被ばく者が増えている。これが現状だと思いますね。

鎌仲　でも、「五十億の人間が幸せになるためであれば」という仮定そのものが誤っていることを、私たちは既に知っています。それに、「一億人を犠牲にして五十億人が幸せになる」という論理も成り立ちません。なぜなら、核エネルギーを使用すれば、全人類が放射能の影響から逃れられないからです。

肥田　しかし、ほとんどの人が、影響を受けるのは一部の人たちと考えているのです。

†「ヒロシマ」は歴史の教訓となりえるか

肥田　世界の人々がいまだに持っている「原爆は絶対に必要な武器」という神話をもういちど掘り下げていくことが大切だと、鎌仲さんは言いたいわけでしょう。私もそう思って六十年間語ってきましたが、どれだけ役に立てたのか、大海の一滴の域を出ない気がしてなりません。

鎌仲　原子力爆弾がこの世に存在することは常識だけれども、もし使われたときにどんな影響を及ぼすのかということに関しては、日本人をはじめとして、世界ではほとんど知られていません。大多数の人が、「原爆は局所的な破壊しかもたらさない」と思い込んでいます。効率的な大量破壊兵器だと。大量破壊兵器だから、禁止しようというのです。でも、そう思われるのも当然なんですよ。なぜなら、「被ばく者には遺伝的な影響はない」と、

ABCCの調査・研究を受け継いだ放射線影響研究所も、被ばく者の子供に関する障害調査で遺伝的影響を否定しています。肥田先生が体験してきた現実が、現実として認められていないわけです。

肥田　核兵器による被害は、空間的にも時間的にも限定されると考えられています。しかし実際には、核兵器の被害は空間的には無限の広がりを持つし、時間的にも子々孫々まで及ぶ。これが核の持つ本質なんです。

鎌仲　冷戦終了後、たとえば北朝鮮やイランなどのように、「核武装をしたい」と考える国が急に増えたように思います。こうした動きの原動力となるのはどんな考え方なのでしょうか。

肥田　それは「威嚇」だと思います。たとえ実際には核を保有していなくとも、保有していると見せかけることができれば、大きな支配力につながります。現にアメリカが、核兵器に裏付けられた圧倒的な軍事力を利用して、外交を有利に進めているわけです。イランや北朝鮮などはアメリカと戦争をするために核を必要としているわけではなく、地域のなかで、自らの支配権を主張していくためには核が必要だと考えているのです。

軍事力で外交問題を解決することが前提になっていると、国際政治の舞台上で、核を持たない国は何も言えない状況になります。それは日本の立場を考えれば分かることで、その状況を恐れているからこそ、現に日本は再軍備の方向に進んでいるように思えます。なぜなら、北朝鮮が核を保有していれば、日本は北朝鮮と戦争ができないのだから。外交問題を武力で解決するという前提の上に立てば、核兵器はなくてはならないものになります。

鎌仲　そうすると、核兵器は「使用が可能な兵器」ということになりますね。

肥田　北朝鮮やイランは核兵器を使用可能だと思っているでしょうね。たとえ一国でも核兵器を使用すれば全人類が滅びるのだから、「核兵器は使用できない武器だ」ということを、誰かが彼らに言わなければならないでしょう。

鎌仲　核保有を前向きに考える国のほとんどは、「原爆＝使用できない兵器」という認識がないので、「いつか使ってやる」と思っているようです。インドにしてもパキスタンにしても、核兵器を開発してしまった国は、それを使用したらどうなるかということを全く考えていないようにすら思えます。

肥田　彼らは放射能の影響のことなど全く理解していないでしょうね。

鎌仲　本当に知らないんでしょうか。

肥田　私はそう思います。なぜなら、彼らは実際にはいちども核兵器を使用していないので、（放射能の影響を）知るチャンスを持たなかったんですからね。

鎌仲　ということは、広島と長崎で起きたことが、歴史的な教訓として引き継がれていないということですよね。

肥田　その通り。全く引き継がれていないと思います。たしかに、広島で悲劇が起きたという事実は世界的にも知られていますが、その悲劇は地域的にきわめて限定された「広島の悲劇」にすぎないと思われているのです。

実際には、原爆の影響は広島だけにとどまらず、中国地方全域におよび、被害は広範にわたっているはずです。被害の統計はないけれども、原爆が投下されなかった場合と比べれば、原爆の放射能が中国地方の出産数などに与えた影響ははかり知れないと私は思っています。それが原爆の本質なのです。

ただ、原爆の影響は、目に見える形で日本全土におよんだわけではありません。アメリカは、広島に投下した原爆の爆発力の範囲を厳密に研究するために、中性子がどこまで届いたかを測定し、原爆の影響力を数値化しようとしていますが、それはきわめて幼稚な行為です。なぜなら、空中に舞い上がった放射性物質は、半永久的に消滅することはないので、いずれは全世界をまわっていくからです。

たしかに、放射能が人体にどのような影響を及ぼすのかについては、その因果関係を数値に置き換えることはできません。けれど、たとえば、ある地域で一年間における乳癌患者の発生数が、五十人から六十五人に増加したとすると、それは人工放射能が加わったことによって引き起こされた結果かもしれないのです。
そういう意味でいえば、大気中に放出された放射性物質の数は、現状でも既にたくさんあるのだから、これ以上は一粒たりとも増やしてはならないはずです。これが核兵器に反対する最終的な根拠だと私は考えています。

†被ばく者の歴史的な意義

鎌仲　核保有国が核兵器を使用可能だと思っている理由は、「どうせ敵の国に落とすんだから、わが国に影響は及ばない。戦争にさえ勝てば、自国には核の被害は波及しない」と誤解しているからなんですよね。

肥田　どんな戦争の場合も、為政者にとっては勝つことだけが目的で、その他のことはまるで眼中にないものです。ましてや、広島の被ばく者でさえも、原爆の影響を正確には理解しているとはいえません。当の被害者である被ばく者すらがそのような状況なのですから、他国の状況は推して知るべしでしょうね。

鎌仲　原爆がどういう影響を及ぼしたのかということが、日本人にも伝わっていないのですから、世界に伝わっていないのも当然というわけですね。そのことを考えると、原爆の影響力を巧妙に隠してきたアメリカの戦略は大成功だったといえますね。

肥田　今のところは成功していますね。というのも、核が人体に及ぼす被害については、まだ純粋の学問としては科学的な根拠が証明されていないからです。もちろん、イギリスなどで疫学的な研究成果が積み重ねられてはいますが、核が人体に与える影響は科学的な因果関係として証明されていないのです。

人間は愚かな生き物ですから、科学的な裏づけがなされない限りは、たとえ危険性が指摘されていたとしても、安全であると信じたがるものです。とくに権力は必ずそういう考え方に立つから、反対する人は必ず権力に歯向かう形になる。その結果、反対運動を担う人が少数になりがちになる構図になっています。核の脅威について、六十年にわたって私が言葉を重ねてきたというのに、同業者の医者ですらその脅威を具体的には実感していないのですから。

鎌仲　でも、六十年前に広島の被ばく者の方たちは、「核兵器を使用して戦争することは不可能である。なぜなら、核兵器を使い続ける戦争は人類を滅亡させるからだ」ということを悟ったわけですよね。そして、このことを知っているのは被ばく者だけであって、その意味で、広島の被ばく者は人類史上はじめて「被ばく者をつくらない」というメッセージを獲得したといえるわけです。でも、そのメッセージが伝わらない。それはなぜなのでしょうか。

肥田　それは自覚の仕方が浅いからだと思うんですよ。被ばく者の一人一人は「核を用いた戦争は二度と起きてはならない」ことは体験上は分かっていても、「なぜいけないのか」ということを知的にまとめて、自分の認識とすることはできていないんです。だから、「核兵器は二度と使用してはいけない」という、非常に抽象的なメッセージにおいては一致するけれども、その理由を説明できる被ばく者は非常に少ない。

鎌仲　たとえ核兵器を使用しなくとも、核兵器を作ろうとしたその瞬間から、被ばくというものは生まれています。なぜなら、核兵器をつくるためのウラン鉱石を掘り出すときに、鉱山で働かされる人たちが被ばくして、肺癌になって死んでいくからです。劣化ウランを世界で最初に掘り出させられたアフリカのコンゴの人たちや、アメリカやカナダのウラン鉱山で働かされたネイティブの人たちが死んでいく――。そういうところから被ばくははじまっているわけです。

こうして掘り起こされたウランが原料となって核兵器が作られるわけですが、兵器が完成するまでのプロセスにおいて、すでに莫大な数の被ばく者が存在するわけです。原爆が広島や長崎に投下される以前に被ばく者は存在したという事実を、投下から六十年が経った今でも「新しい事実」として受け止められていることこそが驚異的なんですよ。

肥田　その指摘はとても重要だと思いますが、その事実を知っている日本人は、果たして何人いるんでしょうね。原水協（原水爆禁止日本協議会。一九五五年に原水爆禁止署名運動全国協議会と原水爆禁止世界大会日本準備会とが合流して発足。分裂後は日本共産党を中心に運営）の代表メンバーすらも、そのことに身をふるわせるほどの恐ろしさを感じてはいないと思います。今までの核廃絶運動は、「爆発したという現象」と「そこでたくさんの人が死んだ」という、この二つのことだけを出発点にしてやってきたわけですから、ウラン鉱山での被ばく者の問題が問い質されることは一部の人にしかありませんでした。

鎌仲　もしそうだとするならば、世界の認識は、「原爆は大きな爆弾で、一発で大きな都市を人間もろとも消し去ることができるんだね」という程度にすぎないということですか。

肥田　そうなんです。

†人類にとって原爆の意味とは？

肥田　一九五〇年代にアメリカが砂漠やビキニ環礁で核実験をしました。その実験で、近隣の住民が被ばくし、生きていけない状況に追い込まれて、そこではいまだに障害を持つ赤ん坊がたくさん生まれています。そういう現実があっても、それは誰にも知らされないし、被ばく者はまるで存在しないかのように隠されています。

このような状況下ですから、「核兵器を二度と使用してはならない」という認識を、全人類が共有しているわけでは残念ながらないようです。また、核兵器を保有したいと考える為政者が現れたときに、それを絶対に阻止しようと思うほどには、人間が核兵器の脅威を深く認識しているとはいえないのが実情だと思います。

鎌仲　以前、京都で原子力の研究者にお話を聞いたことがあるのですが、そのときに彼は「原子力は即刻やめるべきです。何一ついいことはありません」と断言していました。彼に対して、「他の原子力学者は、自分たちがやっていることを内省する姿勢をもたないのか?」と私が問い返すと、「科学者だって普通の人間ですよ」という返事だった。

では、「科学そのものを問う」という役割は誰に与えられているのでしょうか。原子力という科学テクノロジーの意義を、その専門家である研究者ですら問い直さないとすれば、その責務はいったい誰が果たすのでしょうか。

私はジャーナリストです。その立場から、「科学テクノロジーは人間を幸せにするのか?」という問題を問い返すとしたら、テーマとして最適なのは原子力だと思っています。だから、被ばくを考え直す活動を続けてきたわけです。

ジャーナリストとして私は、これまで隠されてきたことをもっと開いていきたいと思っているのです。肥田先生は、たまたま原爆に出くわしてしまった医師として、巧妙に隠された核の脅威を暴く活動をやっていらっしゃるわけですよね。私たちにとって本当に必要なのは、六十年前の広島と長崎で起きて、それ以後もずっと続いて現代に至っているこの事態を、もっと高い認識で指し示してくれる何かだと思うんですよ。それは哲学かもしれないし、アートかもしれない。

肥田　そうであるかもしれませんが、やはり「被ばくの実相を知ってもらう」以外に道はないように思います。

†原爆を語る「言葉」

肥田　今年（二〇〇五）の七月に「世界市民会議」が行われます。そのときに、「広島・長崎の原爆は人類に何をもたらしたのか」を総合的にまとめることになっているのですが、その前段階として、まず原爆に関わりあった日本の科学者や医師が集まって、「日本人は原爆をどう思っているのか」をまとめる討議がはじまりました。

この討議の意味について分かりやすく説明すると、「核兵器が人間に与えた被害とは何か？」という問いに対する「解」を明らかにすることです。その「解」とは、満場一致で皆が意見を等しくする「だんご」のようなものであるべきであって、それは問題の本質をずばり言い当てるものでなければなりません。

だけど、議論を重ねれば重ねるほど「だんご」が大きくなってしまう。「原爆という問題の本質はコレだ」というような、誰もが納得できるような「解」があるはずだと思って議論しているのだけれど、なかなか一つに収束しない。それどころかどんどん大きくなる。

その理由は、ひとくちに「原爆の被害」といっても、ある人にとっては「火傷」であり、ある人にとっては「放射線による即死」であり、またある人にとっては「子孫に危険を負わされた」というように、その被害は千差万別なんですね。それをどう表現するかという問題になると、法律家が考えるのと弁護士が考えるのと医者が考えるのとでは、それぞれの見立てが少しずつ異なる。だから、「核兵器が人間に与えた被害とは何か?」という問いに対する「解」をまとめようとしても、一つにまとめる言葉が存在しないのです。

あるアメリカ人が書いた本には、「その問いに対する解は、その問いを考える人間の数だけ存在する。一言でまとめようとすること自体が無意味である」といった旨のことが述べてありましたが、私も最近、全くその通りだと思うようになりました。どこから見ても、どう考えても核兵器はあってはならないことを明らかにすることが答えなのでしょう。

鎌仲　映画『ヒバクシャ』のなかで、「被ばくという経験はどんな意味を持つか?」という私の問いに対して、肥田先生は「自分が体験したことは何だったのか、それを他人に伝えることができない体験である」というふうにおっしゃっています。そのことに通ずるお話のように思いますね。

†ホロコーストとの違い

鎌仲　第二次大戦の悲劇として歴史に記憶されているものに、原爆のほかには「ホロコースト」があります。人間が人間を殺したという事実において、原爆同様、ホロコーストも大量虐殺です。そのホロコーストのことは非常によく世界に伝わっていますが、かたや、原爆も大量虐殺という点では同じであるにもかかわらず、こんなにも核心や真実が伝わりきっていません。この違いは何に由来するのでしょうか。

肥田　そのことの背景にあるのは、ホロコーストの殺し方は物理的に単純だからです。毒ガスであり餓死であり、いずれも目に見える暴力だからです。

鎌仲　ホロコーストでは、おびただしい数のユダヤ人を同じ人間であるドイツ人が機械的に殺し続けました。「なぜそんなことができたのか」ということについては、今後もずっと語り続けられていくと思うんですよ。本当ならば、原爆だって同様に語り続けていくべきなんです。にもかかわらず、原爆はなぜそうならないのでしょうか。

肥田　その理由はやはり、原爆の本当の被害が目に見えないからだと思います。

鎌仲　分かりやすい形ではっきりと提示することができないから？

肥田　毒ガスでの殺され方はイメージできます。たとえ実際に見ていなくとも、窒息していく苦しさを私たちは想像できるからです。また、殴られれば痛いこともイメージできる。刀で斬られれば血が出て痛いということも誰だって知っている。ところが、原爆による放射線での殺され方はイメージしづらい。なぜなら、放射能は目に見えないし、毒ガスのように吸い込んだ途端に苦しくなるわけでもないからです。放射能に侵されても、なんとなく生きていくことは可能ですが、じわりじわりと生命が蝕まれ、いつかぞろぞろと殺される。放射能は目に見えない暴力なんです。

鎌仲　そうなんですよね。放射能汚染による被害を表現する言葉を私たちは持ち得なかったし、原爆が落ちてから六十年を経ても、いまだに私たちは探しています。その言葉を探し当てるために、今回の企画では、肥田先生と私が言葉を重ねているんですよね。

†「原爆死」と「原爆生」

鎌仲　放射能による被害を考えるときに参考になるのが、長崎の哲学者、高橋慎司先生がおっしゃっていた、「原爆死」と「原爆生」という考え方です。あの話はすごく分かりやすいと思うんですね。高橋先生はこうおっしゃられます。

「「原爆死（＝原爆による死）」というのは、一人の人間を何万回も殺せるような放射能と熱線で殺した過剰殺戮であった。それは、人間がつくったテクノロジーによってもたらされ、人類にとってはじめて体験する殺戮であった。一方の「原爆生」とは、原爆に遭ったうえで生きていくことであある。それがどういうことかというと、背後におびただしいまでの愛するものの死を抱え込んでおり、自分も死ぬべきだったと責める気持ちと、生き残ってしまったという罪悪感が混在している。そして体内に「放射線」という死も抱え込んでいる」。「原爆死」と「原爆生」の二つに置き換えて説明すると、原爆とは何だったのかを、普通の人にも理解できるように思えるんです。でも、実際に体験した人の証言が語りつくされていないとも感じるので、その点が弱いかもしれませんが……。

肥田　核兵器を保有する目的は、一般に核兵器を行使するとみせかけて敵国を威嚇し、相手国の行動を抑えることにあります。この概念は、おもに冷戦時代の米ソ間の核戦略上でみられた現象であり、自らの核兵器を可能な限り拡大し増強することで報復攻撃能力を高め、相手側の先制攻撃を踏みとどまらせるものでした。つまり、核兵器は実際に使用することを目的としてではなく、相手国に恐怖感を与えて威嚇するためにつくられてきたわけです。

だから、実際に使用されたときにどんな影響があるのかは、あまり考えられてきませんでした。「自国から遠く離れた地で使用されるのであれば大丈夫だろう」という程度にしか、核兵器の影響力は考えられてこなかったふしさえあります。

戦争は恐怖です。平和運動というものは、戦争のその恐怖を、現在の生活に差し迫ったものとして捉えることができてはじめて有効な運動になり得ます。核廃絶運動は続けていかねばならないと思っていますが、多くの人が戦争の恐怖を腹の底で理解した状態で結束し、百年も二百年も運動を続けていくその過程のなかで、核兵器の真の恐怖を理解するようになるのではないかと感じています。

†リアルな終末のイメージ

鎌仲　今の二十代や三十代の若い世代には、「世界の終末のイメージ」が深く植えつけられているように思います。彼らが親しんでいるテレビやゲームやアニメの世界では、三十年も前から「人類の終末」というイメージが組み込まれているんです。「人類の終焉は織り込み済み」というイメージを抱えており、それを表現して物語をつくっています。「世界の終末のイメージ」は既に意識のなかにきわめて深く入りこんでいるようです。

肥田　宮崎駿のアニメ「風の谷のナウシカ」も核戦争で荒廃したところから物語が出発していますね。

鎌仲　でも不思議なことに、その世界のなかでは人類は生き残っているんですよ（笑）。「核の冬」など核戦争後のイメージというものを描いたり映画にしたり小説にしたり、たくさん行われてきました。

でも、いま私が見る被ばくの現実、放射能汚染という問題は、私たち自身の問題になっている。イメージだけでなく、「今そこにある脅威」として存在しています。たとえば、日々食べる食べ物のなかにもあるし、空気のなかにもあるし、それがイラクにいけばもっと濃厚になっていて、ボスニアにもあるしコソボにもあるし、アフガニスタンにもあるし、あらゆるウラン鉱山にもあるし、アメリカにいけばもっと広範囲に被ばく者が存在します。そうした事実は、既に情報としては存在していたのに、今までは「ただそれが見えなかった」だけだと思うんです。

†被ばく国としての責務とは

鎌仲　肥田先生は、核の影響をいちどきには理解できないだろうとおっしゃる。確かに、その深い本質をいちどきに理解することは不可能でしょう。でも、「放射能が人間を被ばく者にする」という単純な事実を理解することに関しては、ほんのちょっとした情報があれば十分なんです。むろん、その情報を知ったあとで、じゃあ具体的に何をすべきなのかというのはまた別問題ですが、でも、事実を事実として知ることは、それほど難しいことではないと思います。

肥田　「放射能が被ばく者をつくる」ことを知る、それが一番むずかしい。

鎌仲　ただ、その情報を伝える人の数が少なすぎたことは事実だと思います。核の影響を伝える際に最も大切な被ばく者の人たちが、自由に語ることをためらう状況をつくり出したり、政府がしゃべらせなかったり虐げているという状況もあるんです。

もうひとつ、高橋先生がおっしゃっていたことのなかで大切なのは、本来、人間が「思い出」を語るときには、既にその思い出は「美しく」「甘美」なものとなっているということです。でも、被ばく者は自身の被ばく体験を単なる思い出として語ることができない。それは現在進行形となって、語ったとたんに、語っている本人を苦しめる、思い出したくない思い出として封印してある。そこにポイントがあると思うんです。核兵器は人間に何をするのか、放射能は人間に何をもたらすのかを考えるときに、百万種類もあるといわれている被害のなかの一つとして思い出す苦しみのために語ることができない、だからその体験からも解放されないんだと思います。

肥田　私が外国人から教えられたのは、戦争によって受けた人間の被害のなかで、アウシュビッツと広島が最も深く人権を破壊した被害であるということです。そういう考え方があることを私は外国で教えられた。

だけど、日本人の思考のなかには人権意識がなく、人間を人間としてみる発想がとぼしい。だから、原爆に対しては被害者でさえ、被害を受けた個人の不幸と受けとめ、戦争という巨大な暴力と個々の人間の無力をかこつだけで、苦しむ人間を愛情から捉えることが弱い。そういう民族が、幸か不幸か被ばくを経験して、被ばく者とともに日本人は少しずつ成長してきたんだと思う。空襲などを体験し、そういうものと重ね合わせて被ばく者の受けた被害の深さと広さを、見える範囲までは理解した。けれど、そのひとつ向こうにある見えない被害についてはなかなか理解できないのです。

鎌仲　被ばく者がどんなに苦しんでいたとしても、「お前は生きているじゃないか」「お前の病気は誰もがなりえる病気だ」「原爆のせいにして甘えているんじゃない」と言われてしまう。でも、被ばく者たちは、自分の病気の原因が原爆にあることをはっきりと確信している。だけど、世界で唯一、兵器としての原爆を投下されて被ばくした人たちは、自分は被ばくした、原爆のせいでこんな身体になったことに対して自覚を持てます。けれども、たとえばアメリカのハンフォードの風下に住んでいる人々や、ハンフォードの核施設で働いている労働者、イラクやアフガニスタンの核汚染地域に住んでいる人は、自分が放射能によって被害を受けている自覚すらありません。自覚はないけれど、放射能の被害は受けているので、彼らを「無自覚な被ばく者」と呼ぶことができるでしょう。

本来であれば、日本は唯一の「自覚的な被ばく国」として、被ばくとは何たるかを世界に知らしめる役割を担うべきであったはずなのに、その責務を放棄して、現在のような原子力発電所大国になってしまって、核武装論まで出てきてしまっている。なぜこんなことになったんでしょうね。

肥田　その原因の一端は、被ばくの問題を、人間の生命との関わり合いのなかで捉えていないからだと思います。被ばくの問題を考えるときには様々なアプローチがあって、たとえば生命という観点からメスを入れて論議する人もいるし、経済とか政治とか国際法とか、そういう観点からメスを入れる人たちもいます。前者には医師などの医療関係者が含まれますが、彼らは人間の生命と深く関わり合って生きているだけに、「生命とは何か」「生きていく人間にとって原爆は何なのか」を、太く深く考えることができるはずです。一方、後者には法律家などが含まれますが、彼らは法律的な観点から原爆問題に切り込んでいくので、どうしても話が噛み合わなくなる。

　でも、生命というものと対決している医療関係者は、原爆という問題を積極的には取り上げようとしないのです。「この問題に関心を持たない人は医者になるな」と私は口を酸っぱくして言い続けてきたし、若い医師に対しては、「被ばくに関心を持てないのであれば、いったいお前のどこに他人を手術して幸せにする力があるのか」と忠告したいくらいです。でも実際には、医者が生きている世界はもっとどろどろした現実社会なのです。

鎌仲　でも、医療関係者の全ての人がそうであるわけじゃないでしょう。肥田先生のお話を聞いて、触発されて、同じ方向を歩もうとする医師たちもいるわけですよね。

肥田　もちろんそうですが、残念ながら、その数はきわめて少ない。私の話に対して、たくさんの人が反応してくれるけれど、私と同じように考える医者は少ないのです。威力の大きな爆弾としての原爆の被害は理解するけれど、内部被曝がゆっくり人を殺すことを確信できる医師はほとんどいません。彼らの尺度は現在の医学であり、それが内部被曝の脅威を認めないかぎり、彼らはその線を離れられないのです。ただ、私がもっと言葉を持っていたなら、周りをもっと巻き込めたはずですから、被ばくについて無関心な医者が多いのは私の責任でもあるのです。

†次の一歩を踏み出すために

鎌仲　肥田先生には映画『ヒバクシャ』に出演していただき、この映画を観た人の心を動かしました。その理由は、映画のなかで先生がおっしゃっていたことは、観る人が漠然と感じていた不安の正体に符合するからなんですよ。先生のお言葉が深々と腑に落ちるんです。

現在は、放射能についての情報がたくさんあります。だから、誰だってその気になれば、独力で放射能被害について知ることができます。ある程度の知識を得れば、「(低線量放射線は)安全だ」と高唱するICRPのような団体の信憑性を判断することもできるでしょう。

ICRPは「低線量の内部被曝は人体への影響はない」と説明しているけれど、ヨーロッパの原子力に関わる人たちや日本の原子力に関わる人たちには、自然の放射線のエネルギーよりも低いエネルギーしか放出していないと言われてきたにもかかわらず、チェルノブイリ以降、やっぱり良くないんだという認識が深く広く行き渡っているんですよ。

先年、ドイツは脱原子力発電を宣言して、原子力エネルギーに頼らない方向を進むことを決めました。それはやはり、チェルノブイリ事故が起きて、彼らの生活のなかに死の灰が降ってきて、何を食べたらいいのか分からないという体験をしたことが大きな影響を与えていると思います。

原子力発電所と核兵器は関係がないのかといえば、決してそんなことはなくて、きわめて密接に関連しているわけです。それはすごく分かりやすいんです。肥田先生と私は一緒に、プルトニウム製造工場があるハンフォードに行きましたが、でも、よくよく考えてみたらハンフォードは再処理工場なんです。ハンフォードで行われていた作業は、「濃縮ウランを原子炉で反応させた使用済み核燃料を取り出して、その中からプルトニウムを抽出する」という作業であり、まさしく再処理なんです。その技術は、プルトニウム製造のための技術だったんです。それを日本がやることになって、現在、動きはじめているわけですけれども、ハンフォード地域で起きた天文学的な量の放射能汚染というのは、再処理によってもたらされた汚染なんですよ。

フランスの再処理工場もイギリスの再処理工場も、周囲はものすごく放射能汚染されているにもかかわらず、その施設の責任者たちは「安全だ」と言い続けている。市民はそれに不安があってもそこで暮らしていくしかないし、それに対してはっきりとノーと言えない理由は、知らない間に自分たちの生活の場がそれによって侵されてしまっている、後戻りできなくなっているからです。それで、「放射能汚染は目に見えないから、存在しないことにしよう」という選択になっているわけですよね。その選択を予防的に回避することができるかできないかが、今の日本に突きつけられた課題になっているんだと思います。

肥田　先々どういう形になるかは分からないけれど、原子力をいちどきにストップすることはあり得ないでしょうから、結果として犠牲者を出しながら徐々に変わっていくという形になるでしょう。たとえ憲法は変えられても、核武装だけは許さない国民だと確信しています。

†劣化ウラン弾が新しい局面をもたらした

鎌仲　話は変わりますが、今、内部被曝について注目が集まっている理由は、やはり劣化ウラン弾のせいだと思うんですよ。その威力と影響がはっきりしないにもかかわらず、核廃棄物から作ったミサイルである劣化ウラン弾が使用され、不安が高まっているからだと思うんです。正式な統計ではないけれども、イラクで癌や白血病が増えているときに、「安全であるはずなのに、癌や白血病がなぜこんなに増えるのか」と疑問に思うのは当然なことだと思うんです。

しかも、よくよく調べてみれば、劣化ウラン弾は核廃棄物から製造され、ウランが使用されているミサイルだった。つまり、「劣化ウラン弾とは何か」という問いに対して一言で答えるとすれば、「原子力エネルギーのゴミ」なんです。

「劣化ウラン弾は微量な放射線しか放出していないから安全だ」という説明をされても、いまひとつ納得できないのは当然なわけです。そうした状況下で、今こそもういちど核兵器と放射能汚染というものを見直すべきタイミングだと思うんですよ。

劣化ウラン弾を契機として、新しい世代が巻き込まれながら、従来の核廃絶運動とは全く異なる角度から、いまいちど六十年前の原爆を問い直す動きが活発になっているわけです。

細かい点で認識の違いがあったとしても、これまで光が当たることがなかった内部被曝という問題が脚光を浴びた契機は、劣化ウラン弾であることは間違いないと思います。

たとえば、青森県の六ヶ所村にあるウラン濃縮工場では、劣化ウランを厳重に管理・貯蔵しています。もし、それが環境にばらまかれたとします。濃縮工場側の責任者からは「それでも安全だ」と説明されても、普通に考えれば、その言葉を鵜呑みにすることはできないはずです。イラクで起きているのはまさしく、そういうことなのです。放射性物質が体内に入ったら、たとえ微量であっても危険であることが常識になっていく時代は、意外と早く来るのではないかと私は思っています。

物事の移り変わりが激しいなかで、あらゆる時代のあらゆる常識が、次の時代の常識とはなり得なくなってきています。そのなかで、放射線の安全許容量に関しては、この六十年間死守されてきたけれども、今まさしくそれが壊されようとしていると感じています。

肥田 その点は私も全く同感です。しかし、人間は当面する危険に敏感に反応します。年金、増税、憲法改悪などの肌に感じる危機感と、そういう状況をつくりだす核脅迫を背景にした国際政治を一つに意識できるような日本国民に一日も早くなりたいと思います。

†日本人は核をどう捉えてきたか

肥田　「日本人は核をどう捉えてきたか」というのは大きな問題だと思います。日本の原水爆禁止運動は、一九五四年にビキニ環礁での水爆実験で第五福竜丸が被ばくしたことからはじまったわけですが、「私がやってきた運動は、果たして本当に核と向き合った運動だったのか？」と自らに問い直せば、常識的には「ＹＥＳ」だと思うんだけれど、もっと突っ込んで考えると、果たしてそうだったのか疑問に思うこともあります。

「核兵器廃絶」という言葉は誰もが言います。それ以外にこの運動を表現する言葉は存在しないからです。「核凍結」でもないし、「核抑止」でもない。日本は「核廃絶」です。核と向き合った運動であったくせに、核についてどれくらい理解していたかというと、これまで話し合ってきたように、あまりよく理解してはいませんでした。知っていたのは、広島と長崎で多くの人が死んだことくらいです。もしくは、原爆映画などを観て、自分なりに原爆のイメージを膨らませるだけでした。

日本人の核に対する考え方はこんな程度であったのに、敗戦後六十年を経て、劣化ウラン弾のような具体的な核問題が浮上し、実際に戦争で用いられた核兵器が目に見えるようになってきました。「劣化ウラン弾は核兵器ではない」と言う学者もたくさんいるけれど、劣化ウラン弾が現れたために、私たちは、いまいちど核に向き合わざるを得なくなりました。

鎌仲　劣化ウラン弾による内部被曝の影響が、科学的に証明されたわけではないんです。でも、予防医学的な見地から考えると、どんな微量な放射性物質であっても危険はあるんですから、生命を守るという観点からすれば、劣化ウラン弾の使用を制限すべきだというのは誰だって分かるでしょう。

だけど、今まではそれが自分の身近な脅威になるという想像力がなかった。ところが、世界中で普通に生活しているだけで多くの人々が被ばくしている事実が判明してくると、「明日は我が身」ということが分かったのです。

†楽しい核廃絶運動

肥田　講演先などで、「どうして六十年も核廃絶運動を続けてこられたのですか？」「何が先生をそうさせたのですか？」と訊かれることがよくあります。この質問の答えは自分でもよく分かりません。でも、核廃絶運動は最もやり甲斐があるし、エネルギーをつぎ込むことが楽しいから、私は今まで続けられた。もし、運動が苦しくて仕方がなかったら、途中でやめていたでしょう。むろん、こうした運動に携わっていても全く利益にはならないし、自分の私生活を膨らませる役には立ちません。けれど、私生活を膨らませる努力をするよりも、運動をしているほうが自分にとっては楽しかったから、私は続けてこられたんです。

鎌仲 人類にとって原爆は悲劇だったけれども、肥田先生の人生にとっては、重要な意味を与えたわけですね（笑）。その際に大切なのは、ご自身の体験をどう意味づけていくかですよね。

肥田 たくさんの被ばく者の苦しみに接し、そうした話を総合することによって、原爆問題の大きさと深さを知ることができました。私が変わることで相手も変わり、生きる勇気を持っていられます。こうした喜びは、自分ひとりでは感じることができないでしょうね。被ばく者と一緒に生きることのできたこの運動は私をも長生きさせてくれたと思っています。

鎌仲 なるほど。核廃絶運動を持続させていくうえでの秘訣を教わったような気がします。本日はお忙しいなかどうもありがとうございました。

（二〇〇五年二月二十八日　肥田氏宅に於て収録）

註

第1章

（1）日本アイソトープ協会編『国際放射線防護委員会の1990年勧告』（一九九一年、二頁―四頁）

第2章

（1）この報告については拙著『ヒロシマを生きのびて』（あけび書房、二〇〇四年）で詳述している。

第3章

（1）webサイト「放射線と健康を考える会」http://www.iips.co.jp/rah/（URLは二〇〇五年四月現在のもの）

（2）Jay M. Gould, Benjamin A. Goldman "*Deadly Deceit : Low-Level Radiation Higt-Level Cover-Up*" Four Walls Eight Windows, 1991.（邦訳は、肥田舜太郎訳『許されざる欺瞞』）

（3）webサイト「原子力情報なび」http://www.atom.meti.go.jp/medis/faq/14-117.html（URLは二〇〇五年四月現在のもの）

(4)市川定夫『環境学 第三版』（藤原書店、一九九九年、二三三頁）
(5)近藤宗平『人は放射線になぜ弱いか 第3版——少しの放射線は心配無用』（講談社ブルーバックス、一九九八年、一〇〇—一〇一頁）
(6)近藤元治『フリーラジカルって何だ?』（日本医学館、一九九一年、五九—六〇頁）
(7)近藤元治編集『フリーラジカル　体内動態と生体傷害機序』（メジカルビュー社、一九九二年、一二〇頁—一二三頁）
(8)財団法人放射線影響研究所 webサイト「腫瘍を促進する遺伝子。何がそれを活動させ始めるのか」http://www.rerf.or.jp/nihongo/radefx/mechanis/q2.htm（二〇〇五年四月現在のもの）
(9)E. J. Sternglass "*Low-Level Radiation*", McGraw-Hill PaperBacks, 1969.
(10)三朝町ホームページ http://www.town.misasa.tottori.jp/site/page/allindex/kankou/kounou/kono/（URLは二〇〇五年四月現在のもの）
(11)webサイト「核燃料サイクル開発機構」http://www.ricotti.jp/risknavi/box/nuclear2.html（URLは二〇〇五年四月現在のもの）
(12)欧州放射線リスク委員会「ECRR二〇〇三年報告」
(13)Ralph Graeub "*The Petkau Effect : The Devastating Effect of Nuclear Radiation on Human Health*", Four Walls Eight Windows, 1994.

(1) ECRR『放射線リスク欧州委員会2003年勧告』、一一八頁

(2) R・R・ジョーンズ、R・サウスウッド編『放射線の人体への影響　低レベル放射線の危険性をめぐる論争』(市川定夫〔ほか〕訳、中央洋書出版部、一九八九年)二八頁

(3) 第4章(1)と同じ

(4) 合衆国戦略爆撃調査団医学調査団医学調査部『広島および長崎の保健・医学部門に対する原子爆弾の効果』(森祐二訳、広島平和文化センター、一九八七年二月)、五二頁。原文は United States Strategic Bombing Survey, *"The Effects of Atomic Bombs on Health and Medical Services in Hiroshima and Nagasaki"* (Washington, D. C.: U. S. Government Printing Office, 1947).

(5) Henry L. Stimson, *"The Decision to Use the Atomic Bomb," Harper's Magazine* (February 1947), pp. 97-106.「100万人神話」の研究史及び分析は、山田康博「ナンバーズ・ゲーム:日本本土上陸作戦はどのくらいの死傷者をだすと推定されたのか:原爆投下をめぐる最近の研究動向」『アジア太平洋研究学論叢』第九号(一九九九年)、一—二八頁に詳しい。

(6) マイケル・ダントーニオ『アトミック・ハーベスト:プルトニウム汚染の脅威を追及する』(亀井よし子訳、小学館、一九九五年)

(7) http://www.chugoku-np.co.jp/abom/uran/shisetsu_us/shisetsu.html を参照(二〇〇五年四月現在)。

(8) 劣化ウラン廃絶キャンペーン「劣化ウラン弾って何?」(二〇〇四年)

(9)「月刊保団連」臨時増刊号 No.827(全国保険医団体連合会、二〇〇四年六月九日発行)《い

ま、イラクの子どもたちは～医療従事者として何ができるか～》所収、矢ヶ崎克馬「劣化ウラン弾と内部被曝」一九頁

(10)在日アメリカ大使館ホームページ（http://japan.usembassy.gov/j/p/tpj-j20031006d1.html#duyugai）を参照（二〇〇五年四月現在）。

(11)同右

(12)WHO 'suppressed' scientific study into depleted uranium cancer fears in Iraq, http://www.sundayherald.com/40096（二〇〇五年四月現在）

(13)第4章（2）と同じ。六〇―六一頁

ちくま新書
541

内部《ないぶ》被曝《ひばく》の脅威《きょうい》
――原爆《げんばく》から劣化《れっか》ウラン弾《だん》まで

二〇〇五年 六 月一〇日 第 一 刷発行
二〇一一年一〇月二〇日 第一〇刷発行

著者 肥田舜太郎（ひだ・しゅんたろう）
鎌仲ひとみ（かまなか・ひとみ）

発行者 熊沢敏之
発行所 株式会社 筑摩書房
東京都台東区蔵前二-五-三 郵便番号一一一-八七五五
振替〇〇一六〇-八-四一二三
装幀者 間村俊一
印刷・製本 三松堂印刷 株式会社

乱丁・落丁本の場合は、左記宛にご送付下さい。
送料小社負担でお取り替えいたします。
ご注文・お問い合わせも左記へお願いいたします。
〒三三一-八五〇七 さいたま市北区櫛引町二-六〇四
筑摩書房サービスセンター 電話〇四八-六五一-〇〇五三

Printed in Japan
ISBN978-4-480-06241-3 C0236

ちくま新書

186
もてない男
——恋愛論を超えて
小谷野敦
これまでほとんど問題にされなかった「もてない男」の視点から、男女の関係をみつめなおす。文学作品や漫画を手がかりに、既存の恋愛論をのり超える新境地を展開。

280
バカのための読書術
小谷野敦
学問への欲求や見栄はあっても抽象思考は苦手！ それでバカにされる人たちに、とりあえず、ひたすら「事実」に即すことを指針に、わかるコツを伝授する極意書。

364
女は男のどこを見ているか
岩月謙司
女の行動の謎は男にとって悩みのタネのひとつである。彼女たちはいったい何を求めているのか？ 男が再び、智恵と勇気と愛と感謝の気持ちを持つための必読の一冊。

377
人はなぜ「美しい」がわかるのか
橋本治
「美しい」とはどういう心の働きなのか？「合理性」や「カッコよさ」とはどう違うのか？ 日本の古典や美術に造詣の深い、活字の鉄人による「美」をめぐる人生論。

339
「わかる」とはどういうことか
——認識の脳科学
山鳥重
人はどんなときに「あ、わかった」「わけがわからない」などと感じるのか。そのとき脳では何が起こっているのだろう。認識と思考の仕組みを説き明す刺激的な試み。

122
論文・レポートのまとめ方
古郡廷治
論文・レポートのまとめ方にはこんなコツがある！ 用字、用語、文章構成から図表の使い方まで実例を挙げながら丁寧に秘訣を伝授。初歩から学べる実用的な一冊。

659
現代の貧困
——ワーキングプア／ホームレス／生活保護
岩田正美
貧困は人々の性格も、家族も、希望も、やすやすと打ち砕く。この国で今、そうした貧困に苦しむのは「不利な人々」ばかりだ。なぜ？ 処方箋は？ をトータルに描く。

ちくま新書

536
社会保障を問いなおす
――年金・医療・少子化対策
中垣陽子
少子高齢化が進むわが国で、「破綻せず」「皆が納得できる」社会保障制度を構築するにはどうしたらいいのか。具体的なビジョンを示し、制度の全体像を描き出す。

605
心脳コントロール社会
小森陽一
人を巧みに誘導するマインド・マネジメント。この手法は広告だけでなく、政治の世界でも使われるようになった。その仕組みを明らかにし、騙されない手立てを提示する。

606
持続可能な福祉社会
――「もうひとつの日本」の構想
広井良典
誰もが共通のスタートラインに立つにはどんな制度が必要か。個人の生活保障や分配の公正が実現され環境制約とも両立する、持続可能な福祉社会を具体的に構想する。

645
つっこみ力
パオロ・マッツァリーノ
正しい「だけ」の議論は何も生まない。必要なのは、論敵を生かし、権威にもひるまず、みんなを楽しませる笑いである。日本人のためのエンターテイメント議論術。

649
郊外の社会学
――現代を生きる形
若林幹夫
「郊外」は現代社会の宿命である。だが、その輪郭は捉え難い。本書では、その成立ちと由来を戦後史のなかに位置づけ、「社会を生きる」ことの意味と形を問う。

659
現代の貧困
――ワーキングプア／ホームレス／生活保護
岩田正美
貧困は人々の性格も、家族も、希望も、やすやすと打ち砕く。この国で今、そうした貧困に苦しむのは「不利な人々」ばかりだ。なぜ？ 処方箋は？ トータルに描く。

673
ルポ 最底辺
――不安定就労と野宿
生田武志
野宿者はなぜ増えるのか？ フリーターが「若者」ではなくなった時どうなるのか？ 野宿と若者の問題を同じ位相で捉え、社会の暗部で人々が直面する現実を報告する。

ちくま新書

618 百姓から見た戦国大名 黒田基樹
生存のために武器を持つ百姓。領内の安定に配慮する大名。乱世に生きた武将と庶民のパワーバランスとは――。戦国時代の権力構造と社会システムをとらえなおす。

570 人間は脳で食べている 伏木亨
「おいしい」ってどういうこと？ 生理学的欲求、脳内物質の状態から、文化的環境や「情報」の効果まで、さまざまな要因を考察し、「おいしさ」の正体に迫る。

741 自民党政治の終わり 野中尚人
長きにわたって戦後日本の政権党であり続けた自民党。しかしこの巨大政党は今、機能不全を起こしている。その来歴と行く末を、歴史の視点などを交え鋭く迫る。

793 害虫の誕生 ――虫からみた日本史 瀬戸口明久
ゴキブリ、ハエ、シラミ、江戸時代には害虫でなかったのはどれ？ 忌み嫌われる害虫の歴史に焦点をあて、環境史の観点から自然と人間の関係性をいま問いなおす。

800 コミュニティを問いなおす ――つながり・都市・日本社会の未来 広井良典
高度成長を支えた古い共同体が崩れ、個人の社会的孤立が深刻化する日本。人々の「つながり」をいかに築き直すかが最大の課題だ。幸福な生の基盤を根っこから問う。

851 競争の作法 ――いかに働き、投資するか 齊藤誠
なぜ経済成長が幸福に結びつかないのか？ 標準的な経済学の考え方にもとづき、確かな手触りのある幸福を築く道筋を考える。まったく新しい「市場主義宣言」の書。

853 地域再生の罠 ――なぜ市民と地方は豊かになれないのか？ 久繁哲之介
活性化は間違いだらけだ！ 多くは専門家らが独善的に行う施策にすぎず、そのために衰退は深まっている。このカラクリを暴き、市民のための地域再生を示す。

ちくま新書

532 **靖国問題** 高橋哲哉

戦後六十年を経て、なお問題でありつづける「靖国」を、具体的な歴史の場から見直し、それが「国家」の装置としていかなる役割を担ってきたのかを明らかにする。

382 **戦争倫理学** 加藤尚武

戦争をするのは人間の本能なのか？　絶対反対を唱えれば何とかなるのか？　報復戦争、憲法九条、カントなどを取り上げ重要論点を総整理。戦争抑止への道を探る！

068 **自然保護を問いなおす**
――環境倫理とネットワーク
鬼頭秀一

「自然との共生」とは何か。欧米の環境思想の系譜をたどりつつ、世界遺産に指定された白神山地のブナ原生林を事例に自然保護を鋭く問いなおす新しい環境問題入門。

385 **世界を動かす石油戦略** 石井彰　藤和彦

世界最大のエネルギー源・石油は、政治と経済の重大なテーマである。世界情勢が緊迫する中、国際石油市場はどのように変わるのか。石油は世界をどう変えるのか。

452 **ヒトは環境を壊す動物である** 小田亮

それは進化的必然!?　ヒトの認知能力と環境との関わりを進化史的に検証し、環境破壊は私たちの「心の限界」という視点を提示。解決の糸口をヒトの本性からさぐる。

457 **昭和史の決定的瞬間** 坂野潤治

日中戦争は軍国主義の後ではなく、改革の途中で始まった。生活改善の要求は、なぜ反戦の意思と結びつかなかったのか。日本の運命を変えた二年間の真相を追う。

493 **世界が変わる現代物理学** 竹内薫

現代物理学の核心に触れるとき、日常の「世界の見え方」が一変する。相対性理論・量子力学から最先端の究極理論まで、驚異の世界像を数式をまじえず平明に説く。